Bachblüten für Anfänger

Eine Einführung in die Bachblütentherapie.

38 Bachblüten im Überblick. Inklusive Anwendung und Wirkung bei verschiedenen Symptomen.

Lisa Nittenwilm

Inhaltsverzeichnis:

Vorwort:

In der letzten Zeit werden Naturheilmethoden immer populärer. Neben bekannten homöopathischen Mitteln haben sich auch Bachblüten unter den alternativen Heilverfahren längst etabliert. Die einfache und sanfte Therapie mit den Blüten findet trotz einiger skeptischer Stimmen immer mehr begeisterte Anhänger. Doch was genau steckt dahinter? Bachblüten sollen dabei helfen, seelische Blockaden aufzulösen und Harmonie und inneren Frieden zu fördern. Doch wer dabei Erfolg haben will, muss bereit sein, sich selbst zu verändern und eventuelle festgefahrene Glaubenssätze aufzugeben.

Dieser Ratgeber soll Bachblüten-Neulingen und interessierten Lesern eine erste Einführung in das Thema „Bachblüten" geben, die das Wichtigste zusammenfasst und die Möglichkeit bietet, die einzelnen Blütenessenzen näher kennenzulernen. Neben der kurzen Entstehungsgeschichte wird auch die Wirkungsweise auf das Gemüt sowie die Anwendungsgebiete der Bachblütentherapie erklärt. Der Leser bekommt erste wichtige Informationen, welche den Einstieg in die Bachblütentherapie erleichtern.

1. Bachblüten und ihre Wirkung

Bachblüten sind pflanzliche Extrakte in Form von Tropfen, die der Original-Bachblütentherapie zugrunde liegen. Dies ist eine Therapieart, die auf natürlichen, pflanzlichen Stoffen basiert und darauf abzielt, bei Stress, negativen Emotionen und mentalen Krisen auf seelischer Ebene zu helfen.

Entwickelt wurden die Bachblüten in den 1930er Jahren von dem britischen Arzt Dr. Edward Bach. Er ist auch der Namensgeber der Bachblütentherapie, welche heutzutage auf der ganzen Welt eine breite Anwendung findet. Dr. Bach entdeckte und entwickelte 38 Blütenessenzen, die dem Menschen dabei helfen sollen, in psychisch schwierigen Situationen, wie zum Beispiel bei Unsicherheit, Angst oder Verzweiflung, die negativen Gemütszustände zu neutralisieren und wieder in Harmonie zu bringen.

Außerdem stellte er noch eine weitere Mischung zusammen, die aus fünf Essenzen besteht und sich speziell für Notfälle und starke psychische Belastungen eignet. Die Natürlichkeit und die Einfachheit dieser bewährten Methode eröffnen grenzenlose Möglichkeiten der selbstständigen Nutzung dieses Systems.

Bachblüten zählen zu alternativen Heilverfahren, sind jedoch keine pflanzlichen Arzneimittel.

Dr. Edward Bach war der festen Überzeugung, dass seelische Ausgeglichenheit und emotionales Wohlbefinden im direkten Zusammenhang mit unserer körperlichen Gesundheit stehen. Denn Menschen mit inneren Blockaden und gestörten Gemütszuständen sind auch physisch schwächer, weil sie angreifbar sind und somit auch anfälliger für allerlei Krankheiten und körperliche Dysbalancen.

Ziel der Bachblütentherapie ist es also nicht, die körperlichen Beschwerden zu lindern oder sie gar zu heilen, sondern ihnen sozusagen auf emotionaler Ebene vorzubeugen. Eine harmonische und entspannte innere Basis zu schaffen, damit gesundheitliche Probleme, welche häufig auf psychosomatische Ursachen zurückzuführen sind, gar nicht erst entstehen. Denn eine gesunde Seele und ein gesunder Geist sind die Voraussetzungen für einen gesunden Körper.

Die originalen Bachblüten werden aus wild wachsenden Pflanzen, darunter zum Beispiel Blumen, Sträucher und Bäume, gewonnen. Anschließend werden sie auf natürliche Weise durch spezielle Methoden verarbeitet, sodass daraus Blütenessenzen entstehen. Die einzelnen Blütenessenzen sind in Form von Tropfen, die in kleinen Fläschchen abgefüllt werden, in Apotheken erhältlich.

Die Bachblütenessenzen können entweder einzeln oder in Kombination eingenommen werden, da sich alle problemlos miteinander vermischen lassen. Die von Dr. Bach zusammengestellte Notfallmischung enthält bereits alle notwendigen Blütenkonzentrate, damit man in einer Ausnahmesituation nicht erst raussuchen muss, welche Bachblüten sich am besten eignen, sondern die richtige Kombination gleich zur Hand hat.

Ähnlich wie bei der Homöopathie lässt es sich wissenschaftlich jedoch nicht genau erklären, wie die Blütenessenzen auf die Psyche einwirken. Medizinisch betrachtet gibt es deshalb keinen Beweis für die Wirksamkeit der Tropfen. Die Therapie wird deshalb von der Schulmedizin als pseudowissenschaftlich verurteilt, die auf einem simplen Placebo-Effekt basieren soll. Allerdings ist auch anzumerken, dass sowohl Babys als auch Tiere und sogar bewusstlose Menschen erfolgreich mit den Bachblüten behandelt werden, was die Placebo-Theorie doch wieder entkräftet.

2. Anwendungsgebiete von Bachblüten

Die Bachblüten können in verschiedensten Alltagssituationen eingesetzt werden. Dies können zum Beispiel psychisch belastende Situationen oder schwere seelische Notfälle sein. Aber auch im Zusammenhang
mit chronischen körperlichen Beschwerden, wo der Gemütszustand
aufgrund von Dauerschmerzen ebenfalls in Mitleidenschaft gezogen
wird, wodurch man vielleicht jeden Lebensmut verlieren, reizbar und
antriebslos werden kann, leisten die Blütenessenzen gute Dienste. Die
Bachblüten können die körperlichen Leiden zwar nicht lindern, die
Therapie kann hier jedoch erfolgreich eingesetzt werden, um die psychische Verfassung zu verbessern und mehr Optimismus zu fördern.
Das wirkt sich wiederum positiv auf die eigentliche Krankheit oder
Schmerzursache aus. Denn glückliche und zufriedene Menschen werden allgemein weniger krank und heilen auch schneller.

Bachblüten helfen negative Gedanken zu vertreiben, welche das Un-
heil häufig überhaupt erst anziehen und somit wird unangenehmen
Gebrechen bereits auf geistiger Ebene auf eine natürliche und sanfte
Weise vorgebeugt.

Die Bachblüten eignen sich beispielsweise für solche Situationen,
wie Stress, Sorgen, Kummer, schlechte Laune, depressive Verstim-
mungen, emotionale Belastungen, allerlei Ängste und Unsicherheiten.
Bachblüten können die Stressresistenz fördern und zur emotionalen
Stabilität verhelfen. Sie aktivieren körpereigene Selbstregulierungs-
mechanismen und stellen somit den Kontakt mit den eigenen seelischen Kräften und dadurch auch mit den inneren Ressourcen wieder
her, was maßgeblich zur Selbstheilung beiträgt. Verhaltensweisen und
Reaktionen werden damit verbessert.

3. Wechselwirkungen und Grenzen der Bachblütentherapie

Anders als bei schulmedizinischen Therapeutika haben Bachblüten überhaupt keine Nebenwirkungen. Somit sind sie in ihrer Anwendung nicht gefährlich und können vollkommen unbedenklich eingenommen werden. Das gilt auch für die Anwendung bei Kindern und auch Tieren. Auch sind keine Wechselwirkungen mit anderen Medikamenten beobachtet worden. Die Bachblüten lassen sich sowohl gut untereinander vermischen, als auch in Verbindung mit anderen Naturheilpräparaten anwenden.

Dennoch sind sie nicht für alle Situationen universell einsetzbar beziehungsweise stoßen in bestimmten Gebieten an ihre Grenzen. Denn selbstverständlich können sie eine medizinische oder auch eine tief greifende psychotherapeutische Behandlung nicht ersetzen, diese aber ergänzend unterstützen. Bei tiefen Depressionen oder besonders starken seelischen Schmerzen sollte man sich neben einer möglicherweise erforderlichen psychotherapeutischen Behandlung auch von einem Bachblüten-Experten beraten lassen. Richtig ausgesuchte Blütenessenzen können den Erfolg einer ärztlichen Behandlung beschleunigen.

4. Beschreibung der einzelnen Bachblütenessenzen

38 Bachblüten im Überblick

Dr. Edward Bach entwickelte 37, auf Pflanzen basierende Bachblüten sowie eine aus heilkräftigen Quellwassern gewonnene Essenz. Des Weiteren konzipierte er auch eine Sondermischung bestehend aus fünf Blütenessenzen, die auch als Notfalltropfen bekannt ist. Die Notfalltropfen werden manchmal auch als die „Bachblüte Nummer 39" bezeichnet. Traditionell werden die einzelnen Blütenessenzen mit ihrem englischen Namen benannt.

Im Folgenden werden die einzelnen Blüten, die dazugehörigen seelischen Blockaden sowie die Wirkung der Bachblüten auf die entsprechenden Gemütszustände beschrieben.

38 Bachblüten

1. Agrimony - Gemeiner Odermennig / Ackerkraut

Gemeiner Odermennig, auch Ackerkraut genannt, ist eine Pflanzenart aus der Familie der Rosengewächse. Die krautige Staude weist kleine gelbe Blüten auf, die auf einem traubenartigen langen Blütenstiel angeordnet sind.

Der Odermennig ist in der Pharmakologie als Heilpflanze bekannt und wird bei manchen körperlichen Beschwerden angewendet. Auch in der Homöopathie kommt die Pflanze zum Einsatz.

Die Bachblüte Agrimony, die auch als Ehrlichkeitsblüte bezeichnet wird, kann bei Menschen angewendet werden, die ihre wahren Gefühle hinter einer Fassade verstecken. Sie scheuen sich vor Konflikten und versuchen ihre persönlichen Probleme zu verdrängen und mit übertriebener Fröhlichkeit zu überspielen. Man täuscht Lebensfreude nur vor und versteckt seine wahren Gefühle. Man gibt sich nach außen hin fröhlich, während man innerlich von Sorgen und quälenden Gedanken förmlich zerfressen wird. Man möchte jegliche Streitigkeiten vermeiden und versucht deshalb, es jedem recht zu machen.

Eigene Gefühle werden hinten angestellt, man will niemandem wehtun. Solche Menschen haben Angst, die bestehende Harmonie zu stören und versuchen, emotionalen Schwierigkeiten aus dem Weg zu gehen, indem sie ihre eigenen Gefühle und Probleme zurückstellen. Man verbirgt seine Sorgen hinter einem aufgesetzten Lächeln oder ständigen Scherzen, wodurch man bei anderen durchaus sehr beliebt sein kann und als Stimmungskanone gilt. Doch dieses Schauspiel führt zu innerer Unruhe und Verspannungen. Es wird auf Dauer sehr anstrengend, immer fröhlich sein zu müssen und das belastet die Seele sehr.

Eigene Probleme werden unterdrückt und können sich somit in anderer, unangenehmer Art und Weise zum Ausdruck bringen, wie zum Beispiel einer Alkoholsucht.

Oft fühlt man sich schon besser, wenn man sich mal so richtig mit jemandem aussprechen und sich seine Probleme quasi von der Seele reden kann. Doch dieser Typ Mensch hat Angst sich seinen Problemen zu stellen oder sie auch vor anderen preiszugeben, weil er nicht in der Lage ist, die Wahrheit über die eigenen Schwächen oder schwierige Lebensumstände zu akzeptieren und sich vielleicht sogar dafür schämt. Durch diese aufgesetzte Scheinwelt reagiert man auch sehr empfindlich, wenn man auf bestimmte Missstände angesprochen wird. Durch das ständige Vorspielen einer heilen Welt wird man von seinen inneren Sorgen noch mehr zerdrückt und die Probleme erscheinen einem immer schwerwiegender, als sie in Wirklichkeit sind.

Mithilfe dieser Bachblütenessenz wird man ausgeglichener. Man lernt, sich gewisse Missstände einzugestehen und diese auch anderen mitzuteilen. Man lernt auch, zu seiner Persönlichkeit zu stehen und die eigenen Gefühle zu akzeptieren. Ein gesundes Maß an Konfrontation wird gefördert. Dadurch kann man leichter man selbst sein, ohne sich ständig zwanghaft verstellen zu müssen. Man öffnet sich und stellt sich auch offen seinen Problemen. Durch die positive Wirkung der Bachblüte kann man eine natürliche Fröhlichkeit genießen, die man früher immer nur vortäuschen musste.

2. Aspen - Espe / Zitterpappel

Die Espe oder auch Zitterpappel ist ein Laubbaum aus der Gattung der Pappeln und gehört zur Familie der Weidengewächse. Die Espe weist rundliche Blätter auf, die etwas gezähnt sind. Die Blätter sind trauben-förmig auf einem relativ langen Blattstiel angeordnet. Sie bewegen sich bei bereits geringem Windhauch. Die Bezeichnung Zitterpappel ist deswegen darauf zurückzuführen, dass die Espe dabei aussieht, als ob sie zittern würde. Die hängenden Espenblüten, die aufgrund ihrer Weichheit auch als Kätzchen bezeichnet werden, weisen viele trau-benförmig angeordnete bräunliche Einzelblüten auf.

Die Espe ist vor allem in Mitteleuropa eine der am häufigsten vorkom-menden Baumarten.

Als Heilpflanze kommt die Espe ebenfalls zum Einsatz, da ihr fie-bersenkende, schmerzstillende und entzündungshemmende Eigen-schaften zugesprochen werden. Auch in der Homöopathie findet sie Anwendung.

Die Bachblüte Aspen wird auch als Ahnungsblüte bezeichnet und kommt bei Menschen zum Einsatz, die von unerklärlichen Ängsten verfolgt werden, deren Ursache nicht bekannt ist. Man kann seinen qualvollen Angstzustand weder begründen noch erklären. Man wird ständig von Gedanken geplagt, dass etwas Schlimmes passieren könn-te. Man glaubt, oft böse Vorahnungen zu haben. Dieses unerklärli-che Gefühl kann sich auch körperlich zum Ausdruck bringen und sich beispielsweise in starkem Herzklopfen, einer Magenverstimmung, Schweißausbrüchen oder symbolischerweise auch in einem heftigen Zittern, ähnlich wie bei der Zitterpappel, äußern.

Die Menschen, die unter diesen Angstzuständen leiden, sind häufig sehr empfindlich und verletzlich. Sie sind leicht empfänglich für negative Stimmungen, wie beispielsweise schlimme Ereignisse oder schwere Schicksalsschläge, die sie aus den Nachrichten oder anderen Sendungen und Filmen mitbekommen. Diese mögen sie persönlich gar nicht betreffen, doch sie fühlen mit anderen Opfern so stark mit, dass sie diese schlechten Ereignisse auf sich selbst oder ihre Angehörigen projizieren.

Sie spüren überall eine vermeintliche Bedrohung und leiden unter Albträumen. Dank des digitalen Zeitalters bekommt man auch das Leid der ganzen Welt unmittelbar mit und wird dadurch selbst unbewusst in Mitleidenschaft gezogen. Man verspürt ein unangenehmes, ungutes Gefühl, das man nicht zuordnen kann. Häufig neigen solche Menschen auch zum Aberglauben, wodurch sich ihre, zum Teil selbst erschaffenen Ängste noch verschlimmern.

Die Aspen-Bachblüte verhilft zur inneren Ruhe. Durch die Blütenessenz fühlt man sich stärker und kann sich von seinen unbegründeten Sorgen befreien. Man lernt die Situationen realistischer einzuschätzen und kann seine Ängste ablegen beziehungsweise besser mit ihnen umgehen. Man lernt, sich von Erlebnissen zu distanzieren, die einen persönlich gar nicht betreffen, und kann sie leichter loslassen. Dieses Konzentrat eignet sich beispielsweise auch für Kinder, die unter unerklärlichen Ängsten leiden oder Angst im Dunkeln haben.

3. Beech - Rotbuche / Gemeine Buche

Die Rotbuche ist ein Laubbaum aus der Gattung der Buchen. Sie gehört zur Familie der Buchengewächse. Aufgrund ihres rötlichen Holzstammes wird sie als Rotbuche bezeichnet. Die Buche ist der am meisten verbreitete Laubbaum in Deutschland. Ihre Blätter sind eiförmig, mit einem leicht gewellten Rand und sind am Blattende etwas zugespitzt. Ihre Blütenbüschel wachsen in Blütenständen zusammen. Die Früchte der Buche nennt man Bucheckern. Diese dreikantigen Nüsschen befinden sich zu zweit in sogenannten Fruchtbechern.

Auch wenn der Buche unter anderem entzündungshemmende Wirkung nachgesagt wird, findet sie als Heilpflanze kaum Anwendung.

Die Bachblüte Beech wird auch als Toleranzblüte bezeichnet. Sie eignet sich für Menschen, die zu übertriebener Kritik neigen. Sie haben immer an allem etwas auszusetzen und können sich nur schwer in andere Menschen hineinversetzen. Sie gehören zu Menschen, die immer etwas zu meckern haben, und suchen förmlich danach, ob bewusst oder unbewusst.

Sie müssen immer alles schlecht machen und sind die typischen Nörgler. Auch in scheinbar guten oder positiven Dingen oder Situationen finden sie Schwachpunkte, Fehler und haben etwas zu bemängeln. Ihren Mitmenschen gegenüber nehmen sie eine abwertende Haltung ein. Es fällt ihnen schwer, etwas hinzunehmen oder ein Lob auszusprechen. Für sie gibt es nur eine richtige Meinung und das ist ihre eigene. Sie sind voller Vorurteile und scheren häufig alles über einen Kamm.

Dadurch haben sie häufig von vornherein eine negative Grundeinstellung und schlechte Erwartungen gegenüber ihren Mitmenschen. Sie wirken oft arrogant und können mit ihrer überkritischen Art andere auch verletzen. Sie halten stur an ihrer Grundhaltung fest und können sich nur schwer öffnen. Ein anderer Extremfall, zu dem die Beech-Blütenessenz ebenfalls passt, ist ganz im Gegenteil zum kritischen Typ, der Typ Mensch, der zu einer übertriebenen Toleranz neigt. Dies ist dann der Fall, wenn Menschen alles immer schönreden und nie etwas auszusetzen haben, selbst wenn es manchmal sogar angebracht wäre.

Durch diese Essenz wird eine gesunde Balance zwischen kritischer

Haltung und der eigenen Toleranz gefördert. Man lernt, dass es auch unterschiedliche Menschen sowie menschliche Lebenssituationen und Verhaltensweisen gibt, und kann diese akzeptieren. Man gesteht anderen auch ihre Schwächen zu, ohne diese zu verurteilen oder abzuwerten. Man lernt, die Dinge nüchterner und sachlicher zu betrachten. Das Einfühlungsvermögen wird gefördert. Übertolerante Menschen können es sich mithilfe der Essenz aneignen, sich eine persönliche Meinung zu erlauben und diese unter bestimmten Umständen auch auszusprechen und selbstbewusst zu vertreten.

4. Centaury - Echtes Tausendgüldenkraut / Bitterkraut

Das Tausendgüldenkraut ist eine Pflanzenart aus der Familie der Enziangewächse. Die krautige Pflanze weist rosafarbene Blüten auf, die schirmförmig an einem langen aufrechten Blütenstiel angeordnet sind. Die Pflanzenart steht in Deutschland unter Naturschutz.

Tausendgüldenkraut ist als Arzneipflanze weitgehend bekannt und kommt in der Naturheilkunde zum Einsatz.

Die Bachblüte Centaury wird auch Willenskraftblüte genannt und eignet sich für Menschen, die zu gutmütig sind, und nie Nein sagen können. Dadurch werden sie häufig ausgenutzt. Man stellt eigene Interessen hinten an und versucht, es jedem recht zu machen. Aufgrund dieser Gutmütigkeit, die an sich ja sehr schön ist, neigen diese Menschen zu einer übertriebenen Opferbereitschaft und unterwerfen sich anderen regelrecht. Sie haben Angst, nicht mehr gemocht zu werden oder gar Andere damit zu verletzen, wenn sie ihnen etwas abschlagen.

Also willigen sie in etwas ein, auch wenn sie es gar nicht wollen oder es ihnen selbst sogar in irgendeiner Weise schaden könnte. Zum Beispiel, dass sie einen Termin verschieben müssen, einer eigenen Aufgabe nicht nachgehen können oder sich auf ein Terrain begeben müssen, auf dem sie sich eigentlich unwohl fühlen. Selbst das nehmen sie aber in Kauf, weil sie es als ihre Pflicht betrachten, zu helfen. Dadurch fühlen sie sich oft überfordert, körperlich erschöpft und mental an ihre Grenzen gebracht.

Man ist unfähig, die eigenen Bedürfnisse zum Ausdruck zu bringen und diese gegebenenfalls zu verteidigen und lässt sich von Anderen herumschubsen. Besonders schüchterne und zurückhaltende Menschen tun sich schwer damit, sich vor anderen zu behaupten. Solche Menschen können auch leicht manipuliert werden, und haben es schwer, ein Leben nach den eigenen Vorstellungen aufzubauen.

Durch die Blütenessenz lernt man seinen eigenen Stellenwert zu schätzen und kann es auch selbstbewusst zum Ausdruck bringen. Man entwickelt einen Scharfsinn darüber, wo Hilfsbereitschaft angebracht ist und wo eine egoistische Ausnutzung dahinter steckt und lernt, auch mal „nein" zu sagen. Man erkennt seine eigenen Leistungsgrenzen und entwickelt eine innere Willensstärke. Wenn man etwas für andere tut, dann nicht mehr, weil man sich dazu verpflichtet fühlt, sondern nur noch freiwillig und aus reiner Nächstenliebe.

5. Cerato - Bleiwurz / Hornkraut

Hornkraut oder Bleiwurz, die ihren Ursprung in chinesischen Provinzen im Himalaja hat, ist ein kleiner Strauch aus der Familie der Bleiwurzgewächse. Sie weist schöne leuchtende blau-violette Blüten auf, die in einem Bouquet förmigen Blütenstand aus drei bis sieben Blüten angeordnet sind, und ist deswegen als Gartenpflanze in Europa sehr beliebt.

In der Naturheilkunde findet Bleiwurz, abgesehen von der Bachblütentherapie, hierzulande keine Anwendung.

Die Cerato-Bachblüte wird auch als Intuitionsblüte bezeichnet. Nicht umsonst wird sie in Tibet als Symbol für Weisheit bezeichnet. Die Bachblüte eignet sich für Menschen, die unsicher sind und ihrem eigenen Urteil nicht vertrauen. Sie missachten ihre Intuition und haben

Angst, sich auf ihr Bauchgefühl zu verlassen. Sie zweifeln an ihrem Wissen, fragen ständig andere um Rat oder wollen sich bei anderen vergewissern, dass man auch nichts falsch macht. Selbst, wenn man intuitiv spürt, richtig zu liegen, will man trotzdem auf Nummer sicher gehen und hakt lieber doch noch einmal nach, was für die Mitmenschen manchmal auch sehr nervig sein kann.

Dadurch kann man sich häufig nur schwer entscheiden und lässt sich leicht gegen die eigene Intuition in die falsche Richtung lenken, weil man sich selbst nicht sicher ist. Solche Menschen stellen häufig ihre bereits getroffenen Entscheidungen infrage und können sie auch im Nachhinein revidieren. Ihr eigenes Urteilsvermögen ist nur schwach ausgeprägt und sie haben wenig Selbstvertrauen, um sich aus eigener Überzeugung auf dieses zu berufen. Deswegen lassen sie sich lieber von Anderen führen und werden somit ziemlich oft von fremden Meinungen abhängig. Manchmal lassen sie sich von vielen unterschiedlichen Meinungen irritieren, und sich zu etwas hinreißen, was sie später wieder bereuen. Solche Menschen neigen auch dazu, Andere zu imitieren und wirken dadurch unselbstständig.

Diese Bachblütenessenz hilft dabei, das Selbstvertrauen sowie das Vertrauen in die eigene Urteilsfähigkeit zu stärken. Man lernt es, seine eigene Meinung zu bilden, auf die eigene Intuition zu hören und Entscheidungen zu treffen, zu denen man auch steht, ohne unentwegt alles zu hinterfragen. Das ständige Verlangen nach Bestätigung soll nachlassen. Man entwickelt die Gewissheit, dass alles Wissen bereits in einem drinsteckt, und kann selbstsicher auf dieses zurückgreifen, ohne es von außen noch einmal bestätigen zu müssen.

Diese Blüten eignen sich zum Beispiel auch bei Schulkindern, die sich bei Prüfungen immer unsicher sind und an ihren Antworten zweifeln. Die Bachblüten-Anwendung hilft somit die persönliche Unabhängigkeit zu steigern, und eine gewisse Reife und Weisheit zu entwickeln.

6. Cherry Plum - Kirschpflaume

Die Kirschpflaume ist eine Pflanzenart aus der Familie der Rosenge-wächse. Der kleine Baum trägt essbare Früchte - die Kirschpflaumen - und weist im Frühling kleine weiße und intensiv duftende Blüten auf, die den gesamten Baum zieren. Aufgrund ihrer schönen weißen Blütenpracht wird sie gern in Gärten und Parks angepflanzt.

Als Heilpflanze kommt der Kirschpflaumenbaum nur in der Bachblü-tentherapie zum Einsatz.

Die Cherry-Plum-Bachblüte wird auch als Gelassenheitsblüte be-zeichnet und eignet sich für Menschen, die innerlich verkrampft sind und einen Gefühlsdruck sowie unbegründete innere Wut verspüren. Sie fühlen sich emotional instabil und tragen eine gestaute Wut in sich. Sie haben Angst, die Beherrschung zu verlieren. Man kann seine Ge-fühle nicht ordnen und glaubt, kurz vor einem Nervenzusammenbruch zu stehen. Manchmal neigen solche Menschen auch dazu, im wahrs-ten Sinne des Wortes auszurasten.

Sie können an verzerrten Vorstellungen leiden, in denen sie zum Beispiel sich oder anderen etwas antun, und haben Sorge, dass sich diese Horrorszenarien realisieren könnten. Man kämpft mit inneren Dämonen, vor denen man selbst Angst hat, da man gar nicht nach-vollziehen kann, warum man von solch absurden Gedanken überhaupt gejagt wird. Denn vom Wesen her ist man ja eigentlich gar nicht so. Verdrängte Erlebnisse aus der Vergangenheit können ein Auslöser da-für sein, dass sich ein innerer Druck aufstaut und schlechte Gefühle aufkochen. Diese geballte Energie kann sich manchmal, wenn man sich seiner Gefühle nicht rechtzeitig bewusst wird, auf unerwünschte Weise entladen, und sich durch plötzliche Gefühlsausbrüche oder so-gar körperliche Reaktionen zum Ausdruck bringen.

Die Blütenessenz der Cherry Plum, auch Gelassenheitsblüte genannt, verhilft zu mehr Gelassenheit, innerer Ruhe und Entspannung. Sie hilft Ordnung in das Gefühlschaos zu bringen, und seine Gefühle verstehen zu lernen. Man lernt auch, mit ihnen umzugehen. Der Verstand wird klarer. Die Angst davor, verrückt zu werden oder etwas Schlimmes zu tun, lässt nach. Die emotionale Ebene wird stabiler. Man fühlt sich ausgeglichen.

Die Cherry-Plum-Essenz ist auch ein wichtiger Bestandteil der Notfalltropfenmischung.

7. Chestnut Bud - Rosskastanienknospe

Bei der Chestnut Bud handelt es sich um die Knospe der Gewöhnlichen Rosskastanie. Dieser Laubbaum weist eiförmige, große Blätter, die am Ende gespitzt und am Rand gezahnt sind sowie weiße Blüten auf, welche in einem kerzengeraden, aufrechten Blütenstand in großer Anzahl angeordnet sind.

Die Gewöhnliche Rosskastanie ist eine in der Medizin bekannte Arzneipflanze. Sie findet in der pharmazeutischen Industrie Anwendung und wird für einige körperliche Beschwerden eingesetzt.

Die Chestnut-Bud-Bachblüte eignet sich für Menschen, die immer wieder die gleichen Fehler machen und in gleiche Schwierigkeiten geraten. Sie sind entweder zu leichtsinnig, zu hektisch oder nicht aufmerksam genug. Man lernt nicht aus früheren Situationen und begeht immer wieder die gleichen Missgeschicke. Man ist nicht in der Lage, Erkenntnisse aus bestimmten negativen Erfahrungen zu gewinnen, um diese in Zukunft zu vermeiden. Dadurch scheint man immer auf der gleichen Stelle zu treten, ohne sich weiter zu entwickeln.

Dies kann sich beispielsweise dadurch äußern, dass man immer wieder an denselben falschen Partnertyp gerät oder von einem Misserfolg zum nächsten trampelt. Man fällt immer wieder in alte Verhaltensmuster zurück und wundert sich im Nachhinein, warum etwas wieder nicht funktioniert hat. Fehler werden einfach abgehakt, ohne ausgewertet zu werden. Es fehlt einem an Lernbereitschaft oder Lernfähigkeit.

Man kann sich oft nicht konzentrieren und handelt dadurch häufig unüberlegt und voreilig. Auf andere wirkt man manchmal auch wie ein Tollpatsch.

Durch die Essenz, die auch als Lernblüte bezeichnet wird, kann man seine Erfahrungen bewusster wahrnehmen, diese besser verarbeiten, um daraus zu lernen, sodass man in Zukunft konzentrierter wird. Sie eignet sich beispielsweise auch für solche Menschen und besonders für Kinder, die ständig ihre Sachen irgendwo vergessen oder unter einer Lernschwäche leiden. Die Chestnut-Bud-Bachblüte verhilft zu einer besseren Aufmerksamkeit und Achtsamkeit.

8. Chicory - Gewöhnliche Wegwarte

Die Gewöhnliche Wegwarte ist eine krautige Pflanzenart aus der Familie der Asterngewächse. Sie weist hellblaue bis lilafarbene kleine Blüten auf, die auf langen astförmigen Stängeln einzeln angeordnet sind.

Die Pflanze ist in der Naturheilkunde bekannt und wird auch zur Arzneimittelherstellung verwendet.

Die Chicory-Bachblüte wird auch als Beziehungsblüte bezeichnet und eignet sich für Menschen, die dazu neigen, sich überall einzumischen und alles nach ihren eigenen Vorstellungen machen zu müssen. Sie haben ein übertriebenes Liebesbedürfnis und drängen sich ihren Mitmenschen förmlich auf. Man drängt anderen beispielsweise seine Meinung auf oder auch seine Hilfe und fühlt sich gekränkt, wenn diese nicht angenommen beziehungsweise nicht genug gewürdigt wird. Wenn man nicht die gewünschte Reaktion auf seine Hilfsbereitschaft bekommt, zeigt man auch deutlich seine Unzufriedenheit und macht anderen gern ein schlechtes Gewissen.

Man verhält sich oft überfürsorglich und kümmert sich übertrieben stark um das Wohlergehen Anderer. Man opfert sich regelrecht für sie auf, weil man nach der Bestätigung sucht, dass man gebraucht wird. Dadurch versucht man, Andere an sich zu binden und erwartet unbewusst Dankbarkeit für seine Zuwendung. Das typische Verhalten solcher Menschen kann sich beispielsweise in Eifersuchtsszenen und Tränenausbrüchen äußern, um sich Aufmerksamkeit zu verschaffen und Schuldgefühle bei ihren Mitmenschen zu erzeugen.

Man möchte Andere beschützen, weil man zu wissen glaubt, was das Richtige für sie ist. Wenn man nicht die erwartete Wertschätzung bekommt, versinkt man gern in Selbstmitleid und fühlt sich unfair behandelt. Man versteht nicht, warum die Anderen so undankbar sind, nach allem, was man für sie getan oder aufgegeben hat. Aufgrund dieser Verhaltensweise leidet man selbst und lässt seine Mitmenschen ebenfalls leiden, wodurch die gegenseitige Beziehung ins Schwanken kommt.

Die Blütenessenz verhilft dabei, gelassener zu werden, seine Hilfe offen und selbstlos anzubieten, ohne sich dabei aufzudrängen oder bewusst oder unbewusst eine Gegenleistung zu erwarten. Dies kann zum Beispiel bei Müttern der Fall sein, die ihren Kindern ihren eigenen Willen aufdrängen wollen. Man erkennt, dass man Liebe nicht erzwingen kann, und lernt, sich auf sich selbst zu konzentrieren. Man sieht ein, dass man um seiner selbst willen geliebt wird, auch ohne, dass man sich für den Anderen aufopfern muss. Wenn man etwas für Andere tut, dann tut man das selbstlos, uneigennützig und ohne Druck. Dadurch werden die Beziehungen entspannter und vertrauter.

9. Clematis - Gewöhnliche Waldrebe

Die Gewöhnliche Waldrebe ist eine Pflanzenart aus der Familie der Hahnenfußgewächse. Der Kletterstrauch trägt kleine weiße Blüten.

Da die Pflanze leicht giftig ist, wird sie in der Naturheilkunde kaum angewendet. Lediglich als homöopathisches Mittel kommt sie zum Einsatz.

Die Clematis-Bachblüte wird auch als Realitätsblüte bezeichnet und eignet sich daher für Menschen, die oft geistig abwesend sind und sich ständig und übertrieben in Tagträume flüchten. Sie interessieren sich weniger für die Realität, weil sie sie zum Beispiel als unangenehm empfinden. Stattdessen malen sie sich in ihren Träumen und Vorstellungen eine bessere Welt aus. Dadurch wirkt man oft unaufmerksam, irgendwie zerstreut, nicht bei der Sache und wird zunehmend realitätsfern. Man flüchtet sich in diese imaginäre, vermeintlich schönere Welt, weil man sich erhofft, dort glücklicher zu sein.

Solche Menschen können sich oft schwer mit dem wirklichen Leben arrangieren und träumen sich ihr Leben lieber ganz nach ihren eigenen Wünschen und Vorstellungen. Man fühlt sich in diesen Tagträumen wohl und lässt das wahre Leben an sich vorbei ziehen, ohne seine Träume jemals zu verwirklichen. Manchmal steigert man sich sogar so sehr in seine Fantasiewelt hinein, dass man zeitweilig nicht mehr zwischen Traum und Realität unterscheiden kann. Meistens sind kreative und künstlerische Menschen von solchen Tagträumereien betroffen, weswegen viele Künstler auch oft als etwas verrückt bezeichnet werden. Sie scheinen ständig irgendwie in ihre eigene Welt versunken zu sein.

Die Blütenessenz hilft dabei, mehr Bezug zur Realität aufzubauen, die Gegenwart bewusster wahrzunehmen, klar zu denken und wach zu sein. Sie hilft, das Interesse am wirklichen Leben zu erwecken, und an diesem auch bewusst teilzunehmen. Man wird geistig präsenter, kann seine Gedanken besser ordnen und seine Träume verwirklichen. Dadurch braucht man seine Fantasien nicht mehr als Zufluchtsort zu nutzen, sondern kann diese beispielsweise in einer künstlerischen Tätigkeit zum Ausdruck bringen und etwas Kreatives erschaffen. Man lernt, in der Wirklichkeit zu leben, und diese auch zu genießen.

10. Crab Apple - Holzapfel

Der Holzapfel ist ein Laubbaum aus der Gattung der Äpfel und gehört zur Familie der Rosengewächse. Seine Blätter sind rundlich bis eiförmig und am Rand gezähnt. Zur Blütezeit im Frühling ist der Apfelbaum mit rosa-weißen Blüten übersät. Seine gelbgrünen Früchte sind klein, rundlich und haben einen sauren, holzigen Geschmack.

In der Naturheilkunde hat der Holzapfel keine große Bedeutung.

Die Bachblüte Crab Apple wird auch als Ordnungs- oder Reinigungsblüte bezeichnet. Sie eignet sich für Menschen, die zur übertriebenen Ordnung und Reinlichkeit neigen. Dadurch fühlt man sich oft nicht wohl, irgendwie unrein oder beschmutzt. Dies kann sowohl innerer als auch äußerer Natur sein. Man ekelt sich und ist extrem empfindlich gegenüber Anderen. Man sieht überall Unordnung und Chaos. Dadurch wird das eigene Leben erheblich eingeschränkt, weil man dann nicht so richtig am gesellschaftlichen Leben teilhaben kann, wie zum Beispiel in öffentlichen Verkehrsmitteln fahren oder auswärts essen gehen.

Des Weiteren kann man auch zu Hypochondrie neigen. Dabei leidet man unter übertriebener Angst vor Krankheiten und irgendwelchen Ansteckungen. Daraus geht der Zwang hervor, sich ständig waschen und desinfizieren zu müssen. Man ist sehr pingelig, extrem empfindlich und auf Kleinigkeiten fixiert. Dadurch zieht man aber gerade solche unangenehmen Dinge in sein Leben, da man ständig Angst davor hat und sich zu viele Gedanken macht. Wenn sich eine Unordnung oder Unreinheit nicht auf der Stelle beheben lässt, verspürt man tiefe Verzweiflung und kann seine Aufmerksamkeit auf nichts anderes lenken. Man ist wie sein eigener Gefangener.

Die Crab-Apple-Blüte verhilft zu einer positiveren Grundhaltung. Man gelangt zu einer gesunden Einstellung in Bezug auf Sauberkeit und kann eine Balance zwischen Ordnung und Chaos aufbauen. Man lernt, was wirklich wichtig ist, und was nicht, und wird toleranter gegenüber Kleinigkeiten. Man kann den Ordnungswahn nach und nach ablegen und entspannter werden. Es fällt einem leichter, die Unvollkommenheit zu akzeptieren. Dadurch wird man im Reinen mit sich selbst und kann sich in seiner Haut endlich wohlfühlen.

Die Crab-Apple-Essenz ist auch ein Bestandteil der Notfallmischung in Form von Creme.

11. Elm - Englische Ulme

Die Englische Ulme ist ein Laubbaum und gehört zur Familie der Ulmengewächse. Ihre zackigen Blätter sind lang, oval und etwas behaart. Ihre sehr kleinen rötlichen Blüten wachsen in großer Anzahl und in doldigen Blütenständen ganz dicht an den dünnen Zweigen.

Die Englische Ulme findet in der Pflanzenheilkunde kaum Anwendung.

Die Elm-Bachblüte wird auch als Verantwortungsblüte bezeichnet und eignet sich für Menschen, die das Gefühl haben, dass eine große Last auf den eigenen Schultern liegt. Man fühlt sich für vieles verantwortlich und fühlt sich seinen Aufgaben zunehmend nicht mehr gewachsen. Man ist überfordert. Man zweifelt an sich selbst und an seinen Fähigkeiten und hat das Gefühl zu versagen. Dazu neigen häufig solche Menschen, die eigentlich sehr stark, ehrgeizig und verantwortungsbewusst sind, vieles leisten und einen standhaften Charakter haben.

Trotzdem fühlen sie sich oft überfordert, wenn sie sich beispielsweise zu viel auf einmal vornehmen oder glauben, alles selber schaffen zu müssen. So geht es zum Beispiel häufig berufstätigen Müttern oder Projektmanagern, die viel Verantwortung tragen müssen. Gerade aufgrund dieser Charaktereigenschaften bekommen solche Menschen auch vieles aufgetragen, weil sie als leistungsbereit und verantwortungsvoll gelten. Durch dieses oft übertriebene Engagement kommt man jedoch schnell an seine Grenzen und fühlt sich physisch und mental erschöpft.

Man überschätzt leicht seine Möglichkeiten und sieht sich schnell mit der Tatsache konfrontiert, dass einem alles irgendwie über den Kopf wächst. Zwangsläufig wird man dann von Selbstzweifeln geplagt, weil man glaubt, versagt zu haben. Es geht einem so ähnlich, wie einer Maschine, die bei Überlastung ins Stocken gerät.

Durch die Elm-Blütenessenz lernt man, seine Verantwortung besser und vor allem realistischer einzuschätzen. Man kann wieder mehr Vertrauen in seine Fähigkeiten aufbauen und lernt, die Probleme nicht übertrieben groß wahrzunehmen. Die Essenz verhilft zu mehr Stressresistenz und Kontrolle über sein Wohlbefinden. Durch die Wirkung der Blüte lässt das Gefühl der Erschöpfung langsam nach und man kann neue Aufgaben und Verantwortlichkeiten gelassener angehen.

12. Gentian - Herbstenzian

Der Herbstenzian oder auch Bitterer Fransenenzian genannt, ist eine krautige Pflanzenart und gehört zur Familie der Enziangewächse. Er weist recht kleine, violette, glockenartige Blüten auf, die zahlreich aus den aufrechten Blattachseln hervor wachsen. Alle Arten der Enziangewächse stehen in Deutschland unter Naturschutz.

Außer in der Bachblütentherapie kommt der Herbstenzian in der Naturheilkunde nicht zum Einsatz. Stattdessen finden dort andere Enzianarten Anwendung.

Die Bachblüte Gentian wird auch als Glaubensblüte bezeichnet und eignet sich für Menschen, die eine negative Grundhaltung haben. Sie müssen immer alles hinterfragen, sind zu allem und allen sehr skeptisch. Sie müssen an allem zweifeln, können nie etwas glauben und können auch nicht auf etwas vertrauen. Sie sind typische Pessimisten und sehen in allem eher Schwierigkeiten als Chancen. Sie geben leicht auf und glauben schon von vornherein, dass sie etwas nicht schaffen werden oder dass etwas nicht funktioniert.

Häufig werden ihre Erwartungen dementsprechend auch erfüllt, wodurch sich ihre negative Einstellung nur noch bestätigt. Man redet sich ein, dass alles schlecht ist und fühlt sich aufgrund dieser Haltung oft niedergeschlagen und depressiv verstimmt. Auf aufmunternde Worte findet man aber auch immer ein Gegenargument.

Die Gentian-Blütenessenz verhilft zu einer positiveren Grundhaltung. Dadurch lernt man, etwas mehr Vertrauen sich und der Welt als Ganzes entgegen zu bringen. Das Durchhaltevermögen sowie eine optimistische Erwartungshaltung werden gefördert. Man lernt auch, sich von Rückschlägen nicht entmutigen zu lassen und sich schwierigen Situationen entschlossen zu stellen.

13. Gorse - Stechginster

Der Stechginster ist ein dorniger Strauch und gehört zur Familie der Hülsenfrüchtler. Seine Blätter sind zu Nadeln geformt. Er weist kleine gelbe Blüten in Schmetterlingsblütenform auf, die einzeln auf den Blattachseln verteilt sind. Aus den Blüten entwickeln sich später kleine, behaarte Hülsenfrüchte.

In der Pflanzenheilkunde kommt der Stechginster nicht zum Einsatz, da er giftige Stoffe enthält.

Die Bachblüte Gorse eignet sich für Menschen, die deprimiert sind, kaum oder keine Hoffnung haben und keinen Sinn mehr im Leben sehen. Sie glauben, dass alles schlecht ist, alles aus den Fugen gerät, nichts funktioniert und alles gegen sie gerichtet ist. So fühlen sich zum Beispiel häufig Menschen, die unter chronischen Schmerzen leiden oder dauernd krank sind. Es kann aber auch eine persönliche Krise sein, wie zum Beispiel eine Beziehungskrise.

Sie erkennen nichts Gutes mehr in ihrem Leben und sind der Meinung, dass, ganz egal, was sie auch tun, es doch sowieso nichts bringt. Sie sind verzweifelt und fühlen sich ihrem Schicksal hilflos ausgeliefert. Sie haben jegliches Vertrauen verloren, dass sich etwas ändern und die Zeiten sich bessern werden. Aufgrund dieser Haltung können sie auch in tiefe Depressionen verfallen, kraftlos und desinteressiert wirken. Sie können sich über nichts freuen. Auch Unterstützung und Aufmunterung von außen werden nicht angenommen beziehungsweise für sinnlos gehalten.

Die Essenz der Gorse-Bachblüte, auch Hoffnungsblüte genannt, verhilft zu einer allgemein positiveren Haltung. Sie hilft, neue Hoffnung und neuen Lebensmut zu schöpfen, schöne Dinge im Leben zu erkennen und schwierige Lebenssituationen aus einer anderen Perspektive zu betrachten, um diese besser zu meistern. Durch die Blütenwirkung kann man wieder Lebensfreude verspüren und dadurch neue Kraft entwickeln sowie die Bereitschaft dazu, sich wieder aufzuraffen.

14. Heather - Schottisches Heidekraut

Das Schottische Heidekraut, auch Erika oder Besenheide genannt, ist ein Zwergstrauch, der nur eine Höhe von maximal etwa hundert Zentimetern erreicht und gehört zur Familie der Heidekrautgewächse. Die Besenheide weist rosa- bis lilafarbene, glockenartige Blüten auf, die in einem dichten, traubigen Blütenstand angeordnet sind.

Die Pflanze ist auch in der Naturheilkunde bekannt und kommt bei verschiedenen körperlichen Beschwerden, beispielsweise als Teezubereitung zum Einsatz.

Die Bachblüte Heather wird auch als Identitätsblüte bezeichnet und eignet sich für Menschen, die das Gefühl haben, nicht genug Aufmerksamkeit zu bekommen. Man beschäftigt sich nur mit sich selbst und will immer im Mittelpunkt stehen. Man verhält sich egoistisch und ist völlig selbstbezogen. Man versucht ständig, die Aufmerksamkeit auf sich zu lenken, indem man überall seinen Senf dazugibt, ohne dabei zu merken, dass es die Anderen stört. Unbewusst versucht man auf diese Weise, Aufmerksamkeit und Zuwendung zu erlangen.

Dies kommt von der inneren Unsicherheit, die man dadurch zu kompensieren versucht, indem man ständig nach Beachtung und Anerkennung lechzt. Deswegen ist es solchen Menschen auch wichtig, was andere von ihnen halten. Sie versuchen sich immer ins bessere Licht zu rücken und geben gerne an. Obwohl sie so auf sich selbst fixiert sind, fällt es ihnen trotzdem schwer, allein zu sein. Sie sind sich selbst nicht genug und brauchen immer jemanden, um sich wertvoll zu fühlen. Sie sind auch schnell beleidigt, wenn sich mal etwas nicht um sie dreht und sie nicht die Aufmerksamkeit bekommen, die sie erwarten.

Durch die Essenz der Heather-Blüte erkennt man, dass man auch dann wertvoll ist und geliebt wird, wenn man nicht der Mittelpunkt des Geschehens ist. Man lernt, sich selbst nicht so wichtig zu nehmen und entwickelt mehr Einfühlungsvermögen für andere Menschen. Man kann sich tief greifender mit sich selbst beschäftigen, ohne sich dabei egozentrisch zu verhalten und eine Reflexion in seinen Mitmenschen zu suchen.

Stattdessen akzeptiert man sich so, wie man ist und kann sich mehr für die Anliegen Anderer öffnen. Das Bedürfnis nach Aufmerksamkeit von außen lässt nach, viel mehr kann man diese nun seinen Mitmenschen widmen.

15. Holly - Europäische Stechpalme

Die Europäische Stechpalme, auch Gemeine Stechpalme genannt, ist ein Laubbaum oder auch ein großer Strauch und gehört zur Familie der Stechpalmengewächse. Die Pflanze weist sehr kleine, weiße Blüten auf, die in doldigen Blütenständen angeordnet sind. Aus den Blüten wachsen später kleine, runde, leuchtend rote Beerenfrüchte heran, die als leicht giftig eingestuft werden.

Trotz ihrer giftigen Stoffe wurde die Pflanze früher gegen einige Beschwerden angewendet. Heute kommt sie in der Naturheilkunde, außer in der Bachblütentherapie, jedoch nicht mehr zum Einsatz.

Die Holly-Bachblüte wird auch als Herzöffnungsblüte bezeichnet. Sie ist für Menschen geeignet, die sich ständig beleidigt fühlen. Man ist geplagt von negativen Gefühlen, sieht in allem ein Komplott gegen sich, ist oft grundlos verletzt und gekränkt und fühlt sich von Anderen verspottet. Man ist häufig neidisch und eifersüchtig. Man wird Anderen gegenüber schnell verdächtig und bricht Beziehungen oft vorschnell ab. Ihr Herz ist sozusagen verschlossen, daher treten sie ihren Mitmenschen oft mit Misstrauen entgegen.

Solche Menschen sind sehr empfindlich, leicht reizbar, launisch, ärgern sich schnell und können schon durch kleine Nichtigkeiten vollkommen aus der Fassung gebracht werden. Durch unbedeutende Kleinigkeiten, die nicht nach ihren Wünschen verlaufen, kann schon ihr ganzer Tag ruiniert werden. Mit ihrer miesen Laune können sie dann auch Andere runterziehen. Dadurch erschweren sie sich unnötigerweise ihre Beziehungen zu anderen Menschen, von denen sie zunehmend als sehr anstrengend wahrgenommen werden. Das kränkt sie wiederum und sie fühlen sich in ihrem Leid weiter bestätigt.

Durch die Holly-Blütenessenz lernt man, seine eigenen Gefühle zu bändigen und auf andere offener zuzugehen. Man öffnet sozusagen sein Herz und erkennt, dass man nur Liebe empfangen kann, wenn man offen dafür ist und selbst Liebe ausstrahlt. Man erkennt, dass niemand einem mit Absicht etwas Böses will, und entwickelt nach und nach Verständnis und Gelassenheit.

16. Honeysuckle - Echtes Geißblatt

Echtes Geißblatt oder auch Gartengeißblatt genannt, ist eine Kletterpflanze und gehört zur Familie der Geißblattgewächse. Die Pflanze hat lange eiförmige Blätter. Ihre Blütenköpfe können aus bis zu zwölf Blüten bestehen. Die einzelnen Blüten sind trompetenförmig, gelblich weiß oder auch rosa bis rot und haben einen angenehmen Duft. Später erscheinen auch orangerote, leicht giftige kleine Beeren.

Die Pflanze kommt in der Homöopathie zum Einsatz.

Die Honeysuckle-Bachblüte wird auch als Vergangenheitsblüte bezeichnet. Sie eignet sich daher für Menschen, die sozusagen in der Vergangenheit leben. Man verspürt eine undefinierte Sehnsucht oder

Nostalgie nach der Vergangenheit und kann sich nur schwer mit der Gegenwart arrangieren. Sie glauben, dass früher alles besser war, oder schwelgen oft melancholisch in Erinnerungen an die „guten, alten Zeiten". Bestimmte Ereignisse oder auch Beziehungen aus vergangenen Zeiten kann man nicht richtig verarbeiten und sich von denen lösen.

Dadurch belastet diese Wehmut den Menschen so sehr, dass er den Bezug zur Gegenwart verlieren und sich auch nur schwer auf die Zukunft konzentrieren kann. Solche Gefühle empfindet man zum Beispiel auch, wenn man Heimweh hat. Man kann sich schwer an die neue Situation gewöhnen und trauert früheren vertrauten Dingen oder Lebensumständen nach. In der Folge hält man so sehr an der alten Zeit fest, dass man zeitweilig wie geistig abwesend wirkt und zunehmend in depressive Stimmungen verfällt.

Die Essenz Honeysuckle hilft dabei, sich aus der Nostalgie zu befreien, ein gutes Verhältnis zur Vergangenheit zu bewahren und sich dabei trotzdem vollkommen auf die Gegenwart zu besinnen. Die Bachblüte bewirkt, dass man sein Leben wieder in Gang bringt. Man kann offen und zuversichtlich nach vorn blicken und ist bereit für die nächsten Schritte.

17. Hornbeam - Hainbuche

Die Hainbuche, auch Hornbaum genannt, ist eine Laubbaumart aus der Familie der Birkengewächse und gehört zur Gattung der Hainbuchen. Die Pflanze ist auch als Heckenstrauch anzutreffen. Der Baum weist eiförmige, zugespitzte Blätter mit gesägtem Blattrand aus. Die hängenden Kätzchenblüten haben gelbgrüne und später bräunliche Einzelblüten.

In der Naturheilkunde hat die Hainbuche keine große Bedeutung.

Die Hornbeam-Bachblüte wird auch als Müdigkeitsblüte bezeichnet und ist für Menschen geeignet, die das Gefühl haben, geistig erschöpft zu sein. Man fühlt sich irgendwie schlaff, kommt kaum aus dem Bett, glaubt, den Tag nicht bewältigen zu können und braucht erst mal einen Kaffee oder eine Zigarette, um überhaupt in Gang zu kommen. Der Gedanke an den bevorstehenden Tag löst bereits Missstimmung aus, selbst, wenn gar keine besonders kräftezehrenden Aufgaben anstehen.

Man macht sich übertrieben Gedanken um die zukünftigen Ereignisse und stellt sie sich schwieriger vor, als sie tatsächlich sind. Dadurch hat man schon kaum Mut und fühlt sich unnötig gestresst. Diese Trägheit äußert sich in zunehmender Lustlosigkeit und Frust. Diese geistige Erschöpfung und Motivationslosigkeit kann beispielsweise bei Menschen auftreten, die monotone Tätigkeiten mit wenig Abwechslung verrichten müssen oder auch bei kreativen Naturen, die in ihrem Brotjob nicht erfüllt sind. Auch routinemäßige Alltagspflichten werden dann als lästig empfunden.

Die Blütenessenz der Hornbeam-Blüte verhilft zu neuem Schwung. Man empfindet den Alltag nicht mehr so stressig. Man wird sich seinen Stärken klar und lernt, seine Pflichten bewusst anzugehen, statt sie immer nur vor sich herzuschieben. Mit der positiven Wirkung der Bachblüte fühlt man sich frischer, motivierter und findet leichter seinen Rhythmus.

18. Impatiens - Drüsiges Springkraut

Das Drüsige Springkraut, auch Rotes Springkraut genannt, ist eine Pflanzenart aus der Familie der Balsaminengewächse, welche wiederum zur Ordnung der Heidekrautartigen zählen. Die Pflanze hat ihren Ursprung auf dem indischen Subkontinent, weswegen sie auch manchmal Indisches Springkraut genannt wird. Sie trägt rosafarbene, am Ansatz oft weiße, angenehm duftende Blüten, welche in einem traubigen Blütenstand angeordnet sind. Die Blüten selbst ähneln denen von Orchideen.

In der Pflanzenheilkunde hat das Springkraut keine Bedeutung, da es leicht giftig ist.

Die Impatiens Bachblüte wird auch als Geduldsblüte bezeichnet und eignet sich deshalb gerade für Menschen, die sehr ungeduldig sind. Man steht immer unter Zeitdruck und hat das Gefühl, dass alles zu langsam vorankommt. In seiner Hektik unterlaufen einem dann schon mal Fehler, weil man oft zuerst handelt, bevor man nachdenkt. Dadurch wird man auch leicht reizbar, hetzt alle anderen und reagiert verärgert, wenn etwas in seiner überzogenen Vorstellung nicht schnell genug geht.

Solche Menschen ärgern sich beispielsweise auch stark beim Autofahren. Eine rote Ampel oder gar ein Stau versetzt sie dann schon mal in richtigen Unmut. Man ist unruhig und muss ständig rumzappeln, als ob es juckt. Das äußert sich dann zum Beispiel im nervösen Zucken oder unbewusstem Wackeln mit den Beinen. Dadurch ist man auch dauernd angespannt, was schließlich auch zu körperlichen Verspannungen führen kann.

Die Impatiens Blütenessenz verhilft zu mehr Geduld und Gelassenheit. Man wird sich bewusst, dass die Sachen nicht schneller vorangehen, wenn man sich ärgert und hetzt. Man lernt, darauf zu vertrauen, dass alles seine eigene Zeit hat und rechtzeitig geschieht. Man geht entspannter mit den Situationen um und bringt auch Verständnis für andere Menschen auf, die vielleicht etwas langsamer sind. Stattdessen kann man auch leichter abschalten. Man lässt Ruhe in sein Leben einkehren und lernt, den Moment zu genießen. Die Impatiens Bachblüte ist auch ein Bestandteil der Rescue Notfalltropfen.

19. Larch - Europäische Lärche

Die Europäische Lärche ist ein Nadelbaum und gehört zur Familie der Kieferngewächse. Seine Nadeln stehen in einzelnen Büscheln zusammen, die auf den Ästen verteilt sind. Die Lärche weist gelbe oder rosarote eiförmige Blüten auf. Ihre aufrecht stehenden, hellbraunen Zapfen sind ebenfalls eiförmig.

Als Heilpflanze ist die Europäische Lärche bekannt und wird in der Naturheilkunde angewandt.

Die Bachblüte Larch wird auch als Selbstvertrauensblüte bezeichnet und eignet sich für Menschen, die unter Schüchternheit und Minderwertigkeitskomplexen leiden und kein Selbstvertrauen haben. Schüchterne Menschen sprechen dann zum Beispiel sehr leise und können auch mal rot anlaufen. Man ist immer voller Zweifel über sich selbst und seine Fähigkeiten und glaubt, dass man etwas nicht kann oder nicht schafft. Auch körperlich bedingte Minderwertigkeitsgefühle zählen dazu.

Man ist beispielsweise auf irgendeine Unzulänglichkeit fixiert und muss sich ständig mit Anderen vergleichen, die in seinen Augen zwangsläufig besser abschneiden. Diese Gefühle können auch auf schlechte Erfahrungen zurückzuführen sein, bei denen man beispielsweise für seine vermeintlichen Fehler verspottet wurde. Er hat insgeheim Angst davor, was Andere von ihm denken könnten und hält sich lieber im Hintergrund auf, weil er Angst hat, sich bloßzustellen. Kritik kann man nur schlecht vertragen, weil man sie persönlich nimmt. Dadurch traut man sich vieles nicht zu und kann so seine eigentlichen Talente leicht untergehen lassen.

Die Blütenessenz der Lärche verhilft zu mehr Selbstwertgefühl und zu der Gewissheit, dass man bestimmte Sachen schaffen kann. Man lernt, sich selbst zu akzeptieren, so wie man ist und kann sich selbst auch wertschätzen. Man erlangt mehr Selbstsicherheit und legt seine früheren Komplexe ab. Dadurch traut man sich mehr zu und kann sein Potenzial endlich ausschöpfen. Diese Essenz eignet sich zum Beispiel auch für Kinder oder Teenager, die häufig unter Minderwertigkeitsgefühlen leiden.

20. Mimulus - Gefleckte Gauklerblume

Die Gefleckte oder auch einfach Gelbe Gauklerblume ist eine krautige Pflanzenart aus der Familie der Gauklerblumengewächse. Die aus

Nordamerika stammende Blume wird häufig als Zierpflanze verwendet. Sie weist glockenförmige gelbe Blüten auf, die an einem traubigen Blütenstand mit bis zu sieben Blumen angeordnet sind und paarweise in den Blätterachseln stehen. Die Unterlippe der Blütenblätter ist mit kleinen roten Pünktchen verziert.

In ihrer Heimat wurde die Pflanze von den Ureinwohnern als traditionelle Heilpflanze benutzt. Hierzulande findet sie in der Naturheilkunde, abgesehen von der Bachblütentherapie, keine Anwendung.

Die Bachblüte Mimulus wird auch als Tapferkeitsblüte bezeichnet und eignet sich für Menschen, die sehr schüchtern sind und sich vor konkreten Situationen fürchten. Diese können beispielsweise solche Ängste sein, wie Höhenangst, Prüfungsangst, Flugangst, Angst vor der Dunkelheit oder auch die häufig vorkommende Angst vor Publikum zu sprechen. Sie sind zurückhaltend, trauen sich kaum etwas zu, sind schnell nervös und eingeschüchtert, weswegen sie auch mal rot anlaufen können oder auch zu stottern beginnen.

Im Gegenteil zu Larch-Menschen, die ebenfalls sehr schüchtern sein können und teilweise ähnliche Symptome aufweisen, fürchten sich die Mimulus-Menschen jedoch vor ganz speziellen Dingen. Die Betroffenen mit einer Larch-Störung leiden dagegen unter inneren Komplexen und fühlen sich minderwertig. Mimulus-Menschen versuchen bestimmte Sachen zu meiden, und wenn es nicht geht, gleicht es einem Weltuntergang, wenn sie etwas tun müssen, wovor sie sich zu sehr fürchten. Man geht insgesamt sehr vorsichtig auf alles zu und reagiert eher verhalten. Gleichzeitig ist man auch sensibel. Dadurch können sich auch richtige Phobien entwickeln. In extremen Fällen trauen sich solche Menschen kaum aus dem Haus zu gehen.

Die Mimulus-Bachblüte verhilft zu mehr Selbstsicherheit und Mut. Durch die Tapferkeitsblüte bekommt man mehr Selbstwertgefühl und lernt, mit seiner Sensibilität umzugehen und sie zu steuern. Man lernt, seine Ängste zu überwinden und etwas zu wagen. Man entwickelt sozusagen Tapferkeit.

21. Mustard - Ackersenf

Der Ackersenf, auch Wilder Senf oder Falscher Hederich genannt, ist eine krautige Pflanzenart aus der Familie der Kreuzblütengewächse. Sie gehört zur Gattung der Senfe. Die Pflanze, die schon seit Jähem als Unkraut galt, weist vierzählige gelbe Blüten auf, die so ähnlich aussehen wie die Blüten von Raps.

In der Pflanzenheilkunde ist der Ackersenf zwar bekannt, kommt jedoch nicht sehr häufig zum Einsatz.

Die Bachblüte Mustard wird auch als Heiterkeitsblüte bezeichnet und eignet sich für Menschen, die unter melancholischen Zuständen leiden, welche scheinbar ohne Grund auftreten. Man fühlt sich irgendwie schwermütig und empfindet eine unerklärliche tiefe Traurigkeit, deren Ursache nicht erkennbar ist. Denn eigentlich hätte man nichts zu beklagen. Diese Zustände können vorübergehender Natur sein, die immer wieder kommen und gehen. Sie äußern sich in einer betrübten Stimmung, die anfallsartig auftritt. Man fühlt sich dann irgendwie antriebslos, apathisch und hat zu nichts richtig Lust. Aufheiterungsversuche von außen bleiben dabei erfolglos.

Mithilfe der Mustard-Blütenessenz erkennt man, dass es gute und weniger gute Phasen im Leben gibt, und lernt, gelassener mit ihnen umzugehen. Man schöpft neue Kraft und entwickelt neue Impulse. Die Apathie lässt nach. Man verspürt wieder Freude und Heiterkeit.

22. Oak - Eiche

Die Eiche ist ein Laubbaum, der zur Familie der Buchengewächse gehört. Die typischen Eichenblätter sind verkehrt eiförmig, gebuchtet und haben einen glatten Blattrand sowie rundliche Lappen. Der Baum weist gelbgrüne, in Büscheln hängende oder einzeln stehende Kätzchenblüten auf. Die Eiche ist auch durch ihre typischen Nussfrüchte - die Eicheln, erkennbar.

Die Eiche wird auch als Heilpflanze angewendet.

Die Oak-Bachblüte wird auch als Ausdauerblüte oder als Durchhalteblüte bezeichnet und eignet sich für Menschen, die sich ausgelaugt fühlen. Sie sind übertrieben ehrgeizig. Alle Aufgaben und Verantwortlichkeiten, welche sie sich zum Teil selbst auftragen, werden zuverlässig und pflichtgetreu erledigt. Man fühlt sich erschöpft, überfordert und von der Arbeit erschlagen, trotzdem hält man an seinem Pflichtbewusstsein fest und zwingt sich zum Weitermachen, auch wenn man mit seinen Kräften völlig am Ende ist.

Dadurch stößt man jedoch schnell an seine Belastungsgrenzen, die sich auch körperlich äußern können. Typische Workaholics haben oft mit diesen Gefühlen innerlich zu kämpfen. Man steht ständig unter Stress und kann sich nicht dazu durchringen, eine Pause zu machen und sich eine Erholung zu gönnen. Die Folgen können sich in körperlichen Verspannungen zum Ausdruck bringen, bis hin zu einem Burnout. Aufgrund dieser starren Verbissenheit verliert man schnell aus den Augen, was wirklich wichtig ist und den Bezug zum eigentlichen Leben, welches an einem vorbeizieht.

Durch die Blütenessenz der Eiche lernt man, die eigene Grenze zu erkennen und sich von, teils eigens auferlegten Pflichten, freizumachen. Man lernt, besser auf seinen Körper zu hören und ihm auch Ruhepausen zu gönnen. Man entwickelt mehr Gelassenheit und lernt, seine Verantwortlichkeiten auch mal zu delegieren, um sich selbst nicht zu überfordern. Dadurch kann man neue Kraft tanken und seine neu gewonnene positive Energie in wirklich Wichtiges stecken.

23. Olive - Echter Ölbaum / Olivenbaum

Der Echte Ölbaum oder auch Olivenbaum ist ein immergrüner Laubbaum und gehört zur Familie der Ölbaumgewächse. Seine Blätter sind lang, sehr schmal, mit glattem Blattrand und am Ende etwas zugespitzt. Der Olivenbaum weist kleine weiße Blüten auf, die in einem reich verzweigten Blütenstand mit bis zu vierzig Blüten angeordnet sind. Seine Früchte sind die grünen und die schwarzen Oliven.

Der Ölbaum ist nicht nur für die Lebensmittelindustrie von großer Bedeutung, sondern findet auch als Heilpflanze sowie in der Kosmetikindustrie breite Anwendung.

Die Bachblüte Olive wird auch als Regenerationsblüte bezeichnet. Ähnlich wie bei der Oak-Essenz, hilft auch Olive, wenn man sich völlig ausgelaugt fühlt. Man ist sowohl körperlich als auch geistig sehr erschöpft und möchte am liebsten nur noch abschalten. Dies kann beispielsweise nach starken körperlichen oder geistigen Anstrengungen der Fall sein, die sehr viel Kraft und Nerven gekostet haben. Dies kann beispielsweise eine stressige Prüfungszeit sein, ein wichtiges Projekt oder ein Rechtsstreit. Man ist völlig ausgebrannt.

Selbst einfache Dinge empfindet man dann als anstrengend und hat keine Energie, um sie zu bewältigen. Auch wenn man ständig Ruhepausen einlegt, schafft man es irgendwie nicht, sich vollständig zu erholen und wieder richtig zu Kräften zu kommen.

Die Olive-Blütenessenz verhilft zu mehr Erholung und seelischer Stärkung. Sie spendet Kraft und Energie, wodurch die innere Wiederherstellung gefördert wird. Man empfindet das Leben nicht mehr als belastend und findet seine innere Ruhe. Körper und Geist können regeneriert werden.

24. Pine - Schottische Kiefer

Die Schottische Kiefer ist ein Nadelbaum und gehört zur Familie der Kieferngewächse. Sie weist gelbe oder rötliche Blüten auf. Später reifen auf dem Baum die eiförmigen Zapfen.

Da Kiefern wertvolle ätherische Öle enthalten, werden sie auch als Heilpflanzen häufig angewendet.

Die Bachblüte Pine wird auch als Selbstakzeptanzblüte bezeichnet und eignet sich daher für Menschen, die von ständigen Schuldgefühlen geplagt werden. Man fühlt sich dauernd für etwas verantwortlich oder muss es sich vielleicht sogar von anderen vorwerfen lassen. Dadurch verspürt man eine sehr schwere Last, die einen ständig begleitet und sehr bedrückt. Auch wenn man gute Leistungen vollbringt und Erfolge verzeichnen kann, ist man trotzdem mit sich selbst unzufrieden und glaubt, nicht gut genug gewesen zu sein.

Für Misserfolge macht man sich große Vorwürfe und leidet sehr unter ihnen. Oft fühlt man sich sogar für die Fehler anderer verantwortlich. Diese Zustände hängen oft mit der Erziehung zusammen, wenn man als Kind ständig Höchstleistungen vollbringen musste und Fehler als Zeichen von Schwäche angesehen wurden.

Mithilfe der Pine Blütenessenz lernt man, die eigenen Fehler zu akzeptieren, und sich selbst dafür zu verzeihen. Man kann ein besseres Gefühl für eigene und fremde Verantwortlichkeiten entwickeln und lernt, sich nicht bei allem gleich angesprochen zu fühlen. Man erkennt, dass man durch seine Schwächen und Fehler nicht entwertet wird, sondern aus ihnen lernen kann. Man entwickelt die Zuversicht, dass man nicht mehr als sein Bestes geben kann, und dass es genug ist. Dadurch kann man sich von seinen Schuldgefühlen sowie von den Urteilen anderer befreien.

25. Red Chestnut - Fleischrote Rosskastanie

Die Fleischrote Rosskastanie oder auch Rotblühende Rosskastanie genannt, ist ein Laubbaum und gehört zur Gattung der Rosskastanien. Es handelt sich dabei um ein Hybrid aus der Gewöhnlichen Rosskastanie und der Roten Rosskastanie. Der Baum weist schöne hellrote Blüten auf, die in verzweigten Blütenständen angeordnet sind.

In der Naturheilkunde kommt die Fleischrote Rosskastanie nicht zum Einsatz.

Die Red-Chestnut-Bachblüte wird auch als Abnabelungsblüte bezeichnet und eignet sich für Menschen, die sehr anhänglich sind und sich übertrieben um eine andere Person sorgen. Dies kann beispielsweise innerhalb der eigenen Familie der Fall sein, insbesondere bei überfürsorglichen Eltern. Man kümmert sich mehr um andere Menschen, als über sich selbst und über sein eigenes Wohlergehen. Ständig muss man sich vergewissern, dass bei ihnen alles gut ist. Man versucht, ihnen alles abzunehmen, um ihnen das Leben zu erleichtern oder sie zu beschützen.

Dieses Verhalten kann manchmal auch die andere Person sehr belasten und die Beziehung damit auf eine Probe stellen. Solche Menschen leiden aber auch selbst unter diesem Zustand, den sie nicht ablegen können. Ihre Gedanken kreisen ständig um die anderen und sie fühlen sehr stark mit ihnen mit. Manchmal steigern sie sich so sehr in die Probleme anderer hinein, dass sie sie als ihre Eigenen empfinden. Dadurch sind jedoch nicht nur die anderen Personen oft genervt, sondern man ist auch selbst dauernd geknickt und angespannt. Sein eigenes Leben kann man nicht freudig genießen.

Die Blütenessenz der roten Kastanie hilft dabei, etwas Abstand zu gewinnen und dabei die eigene Persönlichkeit zu wahren. Man entwickelt mehr Vertrauen und Zuversicht und kann seine plagenden Sorgen langsam ablegen. Man lernt, sich von den Problemen anderer abzugrenzen, und sich nicht gleich mit ihnen zu identifizieren. Dadurch kann man sich wieder mehr seinem eigenen Leben widmen und dieses gelassener und freudvoller gestalten.

26. Rock Rose - Gelbes Sonnenröschen

Das Gelbe Sonnenröschen ist eine Pflanzenart aus der Familie der Zistrosengewächse. Sie weist kleine, sonnengelbe Blüten auf, die in traubigen Blütenständen einzeln angeordnet sind.

In der Naturheilkunde ist das Gelbe Sonnenröschen zwar bekannt, kommt jedoch nur wenig zum Einsatz.

Die Bachblüte Rock Rose wird auch als Panikblüte bezeichnet und eignet sich für Menschen, die unter Panikattacken leiden und in kurzzeitige Angstzustände geraten. Dies kann beispielsweise bei einem plötzlichen negativen Ereignis oder einer schlechten Nachricht der Fall sein, was einen sehr bestürzt und in schreckliche Angst versetzt. Man kann seine Gefühle nicht mehr kontrollieren und die Emotionen kochen über. Man ist wie blockiert und kann nicht mehr klar denken. Der Zustand kann so beherrschend sein, dass man die Nerven verlieren und sogar in Ohnmacht fallen kann.

Mithilfe der Rock-Rose-Blütenessenz lernt man, auch in Krisensituationen die Nerven zu behalten. Man wird etwas ruhiger und kann besser mit der eigenen Angst umgehen. Dadurch entwickelt man ein Gespür für den Ernst der Lage und kann besonnener auf etwas Schlimmes reagieren. Somit lernt man auch, die Kontrolle über seine Gefühle zu behalten, um in Notsituationen nicht gleich durchzudrehen, sondern weiterhin klar im Kopf und handlungsfähig zu sein, um die Notlage tapfer zu bewältigen.

Die Essenz der Rock Rose ist auch ein wichtiger Bestandteil der Notfalltropfen.

27. Rock Water - Fels-Quellwasser

Die Rock-Water-Essenz ist die Einzige in der Bachblütentherapie, die nicht aus Pflanzen, sondern aus heilkräftigen Quellwassern hergestellt wird. Genau genommen ist es deshalb gar keine Blüte. Die Essenz wird aus hochwertigen Wassern einer Heilquelle gewonnen und als Konzentrat verarbeitet.

Die Bachblüte Rock Water wird auch als Flexibilitätsblüte bezeichnet und eignet sich deshalb für Menschen, die zu Perfektionismus und unter übertriebener Selbstdisziplin leiden. Man stellt hohe Ansprüche an sich selbst und versucht, diese um jeden Preis zu erfüllen, um seinem eigens erschaffenen Idealbild zu entsprechen. Man hat selbst auferlegte Ansichten und strenge Regeln und versucht, denen auch gerecht zu werden, selbst wenn dabei natürliche Bedürfnisse unterdrückt werden.

Dies kann zum Beispiel bei sehr religiösen Menschen der Fall sein. Ständig muss man sich und sein Verhalten unter Kontrolle haben und darf sich keine Fehltritte erlauben. Dadurch kann man kaum noch Lebensfreude empfinden, weil man zu verbissen an diesen überzogenen Maßstäben festhält. Solche Zustände können sich manchmal auch in Form von Zwangsneurosen oder Selbstbestrafung zum Ausdruck bringen.

Mithilfe der Rock-Water-Essenz kann man sich von seinen inneren Aufsehern distanzieren, natürliche Bedürfnisse zulassen und sich auch mal etwas gönnen. Die selbst auferlegten Anforderungen werden gelockert und man wird etwas entspannter. Man verbeißt sich nicht mehr stur in eine Ansicht oder eine Regel und entwickelt mehr Flexibilität. Dadurch wird man insgesamt unbefangener, verspürt mehr Freude und kann sein Leben genießen.

28. Scleranthus - Einjähriger Knäuel

Der Einjährige Knäuel ist eine krautige Pflanze und gehört zur Familie der Nelkengewächse. Die Pflanze ist komplett grün bis leicht gelblich. Sie weist sehr kleine, ebenfalls grüne Blüten auf.

In der Naturheilkunde kommt der Einjährige Knäuel nicht vor. Lediglich in der Bachblütentherapie ist er ein wichtiger Bestandteil.

Die Scleranthus Bachblüte eignet sich für Menschen, die unentschlossen sind, sehr launisch, impulsiv und sich nicht festlegen können. Man lässt sich von seinen ständig wechselnden Stimmungen leiten und hat Schwierigkeiten damit, zu einer Sache zu stehen. Man ändert häufig seine Meinung, wodurch man auf andere sprunghaft und unzuverlässig wirkt. Aufgrund dieser Launenhaftigkeit kann auch die Kommunikation mit anderen Menschen gestört sein, da man häufig von einem heiteren Gemütszustand von jetzt auf gleich zu einem mies gelaunten Griesgram wechselt.

Man fühlt sich oft hin- und hergerissen und bedrückt. Selbst bei ganz einfachen Dingen, wie zum Beispiel, welche Eissorte man wählen soll, hat man schon große Schwierigkeiten, sich zu entscheiden. Man leidet im wahrsten Sinne des Wortes unter der ständigen Qual der Wahl. Man hat einerseits Angst, etwas zu verpassen, doch gerade wegen dieser Unentschlossenheit lässt man sich oft günstige Chancen entgehen.

Die Scleranthus-Essenz, die auch Balanceblüte genannt wird, verhilft zur inneren Ausgeglichenheit. Man entwickelt ein Gespür für die eigene Intuition und lernt, darauf zu hören. Die Zweifel über die Richtigkeit seines Entschlusses werden aufgelöst. Man erkennt, was einem wichtig ist, und was man will. Dadurch lernt man, sich für etwas zu entscheiden und zu seiner Entscheidung auch zu stehen. Man kann endlich seinen eigenen, ganz persönlichen Weg einschlagen und wird quasi „sesshaft".

29. Star of Bethlehem - Doldiger Milchstern

Der Doldige Milchstern, auch Stern von Bethlehem genannt, ist eine krautige Pflanze und gehört zur Familie der Spargelgewächse. Die Pflanze trägt milchweiße, sternförmige Blüten in einem doldigen, straußförmigen Blütenstand, was auch ihren Namen erklärt. Die Unterseite der Blütenblätter ist dabei mit einem grünen Mittelstreifen versehen.

Aufgrund seiner giftigen Stoffe findet der Stern von Bethlehem, abgesehen von der Bachblütentherapie, keine Anwendung in der Naturheilkunde.

Die Bachblüte Star of Bethlehem wird auch als Trostblüte bezeichnet und eignet sich deshalb für Menschen, die einen Schock erlebt haben und dieses Erlebnis nicht verarbeiten können. Dies kann auch ein lange zurückliegendes Ereignis sein, welches man nur scheinbar überwunden hat, den Kummer darüber jedoch innerlich immer noch mit sich herum trägt.

Man ist aufgrund von negativen Erfahrungen aus der Vergangenheit traumatisiert und fühlt sich ständig bedrückt. Dieser Zustand kann dann auch in tiefe Depressionen ausarten. Man versucht seine Erinnerungen an die Traumaursache zu verdrängen und ist gleichzeitig sehr empfänglich für negative Emotionen. Dadurch schließt man sich immer mehr in sich ein und lässt andere Menschen mit ihren Ermunterungen nicht an sich heran.

Die Star of Bethlehem Essenz spendet Trost, stärkt und beruhigt die Seele und hilft dabei, die Schockerlebnisse leichter zu verarbeiten. Sie verhilft dazu, sich von traumatischen Erinnerungen zu distanzieren und die Seele zu heilen. Die emotionale Blockade kann somit aufgelöst werden und man kann sich wieder öffnen. Dadurch kann man neue Kräfte schöpfen und voller Hoffnung in die Zukunft blicken.

Die Bachblüte Star of Bethlehem ist auch ein Bestandteil der Notfalltropfen.

30. Sweet Chestnut - Esskastanie / Edelkastanie

Die Edelkastanie oder auch Esskastanie genannt, ist ein Laubbaum und gehört zur Familie der Buchengewächse. Der Baum trägt lange, schmale, zugespitzte Blätter mit gezähntem Blattrand. Er weist lange, gelbliche Blüten, in einem kätzchenähnlichen Blütenstand auf. Im Herbst reifen seine Nussfrüchte.

In der Naturheilkunde ist die Edelkastanie zwar bekannt, hat jedoch keine große Bedeutung.

Die Bachblüte Sweet Chestnut eignet sich für Menschen, die nicht mehr weiter wissen und denken, dass nichts mehr geht. Man fühlt sich verloren und glaubt keinen Ausweg mehr zu haben. Eine bestimmte

Situation oder ein Lebensumstand fühlt sich unerträglich an und man versinkt in seiner Hilflosigkeit. Dies kann sowohl ein schwerer Schicksalsschlag als auch eine lang andauernde unausstehliche Lebenssituation sein, wie beispielsweise eine gewalttätige Beziehung, aus der man keine Erlösung findet. Man ist tief verzweifelt, niedergeschlagen, hat jegliche Hoffnung verloren und fühlt sich seinem Schicksal ergeben.

Mit der Essenz der Edelkastanie, die auch Erlösungsblüte genannt wird, findet man wieder zu sich selbst und so auch einen Weg aus der Krise. Die Bachblüte spendet Hoffnung und lässt ein Licht am Ende des Tunnels erscheinen. Man entwickelt neuen Mut. Dadurch fühlt man sich wieder stark und der Herausforderung des Lebens gewachsen. Man erlebt sozusagen eine innere Erlösung.

31. Vervain - Echtes Eisenkraut

Das Echte Eisenkraut ist eine krautige Pflanzenart aus der Gattung der Verbenen und gehört zur Familie der Eisenkrautgewächse. Die Pflanze weist sehr kleine, in der Mitte weiße, nach außen hin helllilafarbene Blüten auf, die an einem gestreckten Blütenstand einzeln angeordnet sind.

Das Echte Eisenkraut gilt als traditionelle Heilpflanze und findet auch in der Kosmetikindustrie Anwendung.

Die Bachblüte Vervain wird auch als Begeisterungsblüte bezeichnet und eignet sich für Menschen, die zu Übertreibungen neigen. Man begeistert sich zu schnell für eine oder gleichzeitig mehrere Sachen, setzt sich mit Übereifer für etwas ein und wirkt manchmal nahezu fanatisch. Dadurch, dass sie so übertrieben enthusiastisch an etwas rangehen, sind sie ständig angespannt und können ihre Gedanken nicht abschalten. Sie sind so in eine Sache versunken, dass sie die Grenze nicht erkennen und nicht aufhören können.

Gleichzeitig lassen sie aber auch oft etwas unvollendet liegen, weil sie bereits für eine andere Sache brennen. Somit fangen sie viel an, bringen häufig etwas nicht zu Ende und sind dennoch ständig unter Druck und fühlen sich gestresst. Manchmal neigen solche Menschen auch dazu, ihre eigenen Überzeugungen anderen aufzudrängen. Das ist beispielsweise dann der Fall, wenn solche Menschen eine Religion oder den Veganismus für sich entdecken und dann so überzeugt davon sind, dass sie versuchen, auch alle anderen zu bekehren, und in die von ihnen als einzig richtig empfundene Richtung zu weisen. Dadurch schrecken sie ihre Menschen jedoch eher ab und wirken auf sie manchmal etwas seltsam.

Mithilfe der Vervain-Essenz lernt man, seine Energie zu bändigen und in Maßen einzusetzen. Man kann leichter die Grenzen erkennen und seine Begeisterung besser beherrschen. Man erkennt, dass man seine Prinzipien niemandem aufdrängen muss, auch wenn man sie selbst für richtig hält. Man wird allgemein offener und kann auch andere Ansichten akzeptieren. Dadurch entwickelt man eine innere Ruhe und kann leichter mit seinen Mitmenschen kommunizieren.

32. Vine - Weinrebe

Die Weinrebe ist ein Kletterstrauch aus der Familie der Weinrebengewächse. Ihre gebuchteten Blätter sind rundlich bis herzförmig. Die Ränder der Blattlappen sind gezähnt. Die Pflanze trägt sehr kleine gelbgrüne Blüten, die in dicht verzweigten Blütenständen angeordnet sind. Ihre Früchte sind die klassischen Weintrauben.

Die Weinrebe findet auch als pflanzliches Arzneimittel Anwendung.

Die Bachblüte Vine wird auch als Autoritätsblüte bezeichnet und eignet sich daher gerade für Menschen, die mit Autoritätsproblemen zu kämpfen haben. In diesem Fall ist man selbst eine starke Persönlichkeit und sehr dominant. Man ist sehr ehrgeizig, will ständig seinen eigenen Willen durchsetzen und anderen aufdrängen. Immer muss man das letzte Wort haben. Man kann auch keine andere Autoritätsperson annehmen, weil man sozusagen die „Macht" behalten will. Andere

Meinungen interessieren sie nicht, weil sie glauben alles besser zu wissen. Dadurch wirken sie oft arrogant und hochnäsig.

Man ist sehr herrschsüchtig und versucht, nahezu wie ein Diktator, alle anderen seinen eigenen Ansichten unterzuordnen. Solche Menschen können auch leicht zu Aggressivität neigen, wenn man nicht nach ihrer Pfeife tanzt. Aufgrund ihres mangelnden Respekts anderen gegenüber können sie ihre Mitmenschen rücksichtslos kränken oder beleidigen. Gleichzeitig sind sie selbst aber auch schlechte Verlierer, vertragen keine Kritik und würden ihre Fehler niemals zugeben, weil sie glauben, immer im Recht zu sein.

Die Weinrebenessenz verhilft dazu, mehr Respekt gegenüber anderen aufzubauen und andere Menschen auch zu würdigen. Man entwickelt mehr Einfühlungsvermögen und lernt auf seine Mitmenschen Rücksicht zu nehmen. Stattdessen kann man seine eigene Autorität und seinen Ehrgeiz beispielsweise dafür einsetzen, andere zu unterstützen. Dadurch kann man sich besser mit seinen Mitmenschen verständigen und innerlich entspannen.

33. Walnut - Walnuss

Der Walnussbaum ist ein Laubbaum aus der Familie der Walnussgewächse. Die Pflanze trägt hängende gelbgrüne Kätzchenblüten. Ihre Früchte sind die klassischen Walnüsse und diese sind als Nahrungsmittel sehr gesund.

Die Walnut-Bachblüte wird auch als Verwirklichungs- oder auch Neubeginnblüte bezeichnet und eignet sich daher für Menschen, die eine Veränderung der Lebensumstände durchleben, wie zum Beispiel eine Scheidung, Rentenbeginn, Berufswechsel, Umzug oder Auswanderung. Aber auch körperliche Veränderungen, wie beispielsweise die Menopause bei Frauen, Zahndurchbruch bei Kindern oder die Pubertät können eine starke innerliche Umwandlung auslösen. Man wird wehmütig und fühlt sich leicht verunsichert. Die Angst vor dem Unbekannten bedrückt das Gemüt.

Bei körperlichen Veränderungen spielen in diesem Zusammenhang manchmal auch Hormone eine Rolle. Man wird empfindlicher und fühlt sich leicht mit der Situation überfordert. Man ist wie verirrt und kann seinen Weg nicht finden. Dadurch wird man auch leicht empfänglich für fremde Ratschläge und lässt sich von ihnen beeinflussen, obwohl man eigentlich durchaus eine eigene Meinung hat.

Mithilfe der Walnussessenz lernt man, auch in Umbruchzeiten gelassen zu bleiben, auf sein Herz zu hören, und eine innere Ruhe und Sicherheit zu entwickeln. Dadurch kann man sich besser in die neue Situation eingewöhnen. Man entwickelt auch mehr Standhaftigkeit gegenüber äußeren Einflüssen und kann seine Lebensziele weiterhin verfolgen. Die Blütenessenz kann sich auch positiv auf die mit hormonellen Veränderungen verbundenen Stimmungsschwankungen auswirken.

34. Water Violet - Wasserfeder

Die Wasserfeder ist eine krautige Wasser- und Sumpfpflanze und gehört zur Familie der Primelgewächse. Sie wächst unter Wasser und trägt kleine weißliche bis blassrosa oder auch helllilafarbene Blüten, die auf langen Blütenständen einzeln angeordnet sind und über die Wasseroberfläche hinausragen.

In der Naturheilkunde findet die Wasserfeder keine Anwendung.

Die Water-Violet-Bachblüte wird auch als Kommunikationsblüte bezeichnet und eignet sich für Menschen, die sich oft ausgeschlossen fühlen. Man distanziert sich selbst von seinen Mitmenschen, weil man Angst davor hat, zu viel Nähe zuzulassen. Man ist eher schüchtern, introvertiert und hat Schwierigkeiten damit, mit anderen Menschen zu kommunizieren, auch wenn man selbst durchaus offen dafür wäre. Man weiß aber nicht, wie man sich verhalten oder was man sagen soll.

Vielleicht hat man aber auch negative Erfahrungen damit gemacht, wenn man von sich aus auf andere zugegangen ist. Also wartet man lieber ab, bis man selbst angesprochen wird. Durch seine Distanziertheit wirkt man auf andere jedoch irgendwie unnahbar und manchmal sogar eingebildet. Dabei ist das Gegenteil der Fall, wie man auch erkennen kann, wenn man den Menschen besser kennenlernt. Man leidet unter dieser Situation und fühlt sich irgendwie als Außenseiter.

Mithilfe der Wasserfederessenz baut man ein besseres Verhältnis zu seinen Mitmenschen auf. Man wird aufgeschlossener und etwas gesprächiger, ohne dabei seine Persönlichkeit und seine Individualität zu verlieren. Die sensible und einfühlsame Art bleibt dabei weiterhin erhalten. Man lernt aber einfach mehr aus sich heraus zu kommen und entwickelt auch ein Zugehörigkeitsgefühl zu seiner Umwelt. Dadurch fühlt man sich insgesamt selbstsicherer und wohler in seiner Haut.

35. White Chestnut - Weißblühende Rosskastanie

Die Weiße Rosskastanie oder einfach Gewöhnliche Rosskastanie ist ein Laubbaum, der zur Familie der Seifenbaumgewächse gehört. Er hat große, eiförmige, zugespitzte Blätter, die am Rand gezähnt sind. Die Gewöhnliche Rosskastanie trägt kleine weiße Blüten, die in großer Anzahl in einem aufrechten Blütenstand angeordnet sind.

Für die Naturheilkunde hat diese Pflanze eine große Bedeutung und kommt als pflanzliches Arzneimittel häufig zum Einsatz.

Die Bachblüte White Chestnut wird auch als Gedankenblüte bezeichnet und eignet sich deshalb auch für Menschen, die zu viele Gedanken im Kopf haben, welche wild herumkreisen. Man ruft sich zum Beispiel immer wieder irgendein Ereignis oder eine Situation ins Gedächtnis und lässt alles noch einmal in Gedanken abspielen. Das lässt einen nicht los und man kommt einfach nicht zur Ruhe. Oder man hat viele unterschiedliche Gedanken, bei denen man von einem Gedankenstrahl zum anderen springt, ohne sie irgendwie bändigen oder ordnen zu können.

Dabei sind es immer wieder dieselben Gedanken, die sich meist um gleiche Angelegenheiten drehen. Man kommt nicht etwa zu irgendeinem Ergebnis, sondern wiederholt sich nur ununterbrochen. Dieses Gedankenspiel bereitet einem auch häufig schlaflose Nächte, weil man es einfach nicht abschalten kann. Häufig führt man auch Selbstgespräche und hat Schwierigkeiten damit, diese abzustellen. Dadurch kann man sich nicht mehr auf die Gegenwart konzentrieren, man ist körperlich angespannt und mental erschöpft.

Mithilfe der White-Chestnut-Blütenessenz kann man wieder an Klarheit gewinnen und dadurch einen freien Kopf bekommen. Man lässt seine Gedanken leichter ruhen und kann sich dadurch wieder besser konzentrieren. Man lernt, dass es manchmal besser ist, auf sein Bauchgefühl zu hören und etwas spontan zu tun, anstatt sich immer wieder den Kopf darüber zu zerbrechen. Die körperliche Anspannung lässt auch langsam nach und man entwickelt inneren Frieden.

Die White-Chestnut-Blüte ist auch ein Bestandteil der sogenannten Rescue Night Bachblüten. Diese Mischung ist eine Erweiterung der Bachblüten Notfalltropfen, um diese eine Essenz und eignet sich speziell für Menschen, die keinen Schlaf finden. Die Rescue Night Tropfen verhelfen zu einer ruhigen Nacht und einem erholsamen Schlaf.

36. Wild Oat - Waldtrespe

Die Waldtrespe oder auch Hafergras genannt, ist eine grasartige Pflanzenart aus der Familie der Süßgräser. Die krautige Pflanze weist reich verzweigte, lange, grüne oder purpurfarbene Blütenstände auf, die leicht herabhängen.

Außer in der Bachblütentherapie, findet die Waldtrespe in der Naturheilkunde keine Anwendung.

Lisa Nittenwilm

Die Bachblüte White Oat eignet sich für Menschen, die in einer Art Persönlichkeitskrise stecken. Man versucht, sich selbst zu finden und fühlt sich zu nichts berufen. Man hat kein klares Ziel vor Augen, ist desinteressiert und gelangweilt. Man probiert vieles aus und findet doch keine richtige Erfüllung. Dadurch fühlt man sich frustriert und hinterfragt den Sinn seines eigenen Daseins.

Häufig haben solche Menschen durchaus Talente vorzuweisen, aber sie wissen nicht richtig mit ihnen umzugehen. Oder sie sind sich derer gar nicht bewusst, weil sie glauben, man müsste etwas auf Anhieb perfekt beherrschen, um es als Talent zu bezeichnen. Also halten sie sich fälschlicherweise für Nichtskönner und bemerken dadurch gar nicht ihr Potenzial.

Mit der Wild-Oat-Essenz, welche auch als Berufungsblüte bezeichnet wird, kann man sich seinen Interessen bewusster werden, man gewinnt klare Zielvorstellungen und wird bereit, sein Potenzial auszuschöpfen und seine Möglichkeiten anzugehen. Die Blüte eignet sich zum Beispiel gut für Jugendliche, die in einer Selbstfindungsphase stecken und nicht wissen, was sie werden sollen. Aber auch in anderen Lebenssituationen, die mit einer Selbstverwirklichungsphase einhergehen, wie beispielsweise einer Beziehungskrise, kann die Wild Oat Blüte hilfreich sein. Die Essenz hilft, seine Bestimmung zu erkennen und ihr auch zu folgen.

37. Wild Rose - Hundsrose

Die Hundsrose oder auch Heckenrose ist eine Pflanzenart aus der Familie der Rosengewächse. Der Strauch weist viele einzelne kleine, kräftig rosafarbene Blüten auf. Seine Früchte sind sogenannte Hagebutten, die nicht nur in der Naturheilkunde eine breite Verwendung finden, sondern auch in der Lebensmittelindustrie, insbesondere als Hagebuttentee bekannt sind.

Die Bachblüte Wild Rose wird auch als Lebenslustblüte bezeichnet und eignet sich deshalb gerade für Menschen, die keine Lebenslust verspüren, völlig motivationslos, antriebslos sind und apathisch wirken. Die äußeren Lebensumstände kommen einem sehr betrübt vor und teils aussichtslos. Man lässt den Kopf hängen und hört regelrecht auf, an seinem eigenen Leben aktiv teilzunehmen. Man hat zu nichts Lust, auch wenn es etwas zu tun gäbe. Selbst wenn alles bei genauer Betrachtung gar nicht so schlimm ist, kommt es einem irgendwie hoffnungslos vor und man sieht alles sehr negativ.

Dies kann beispielsweise bei chronischen körperlichen Beschwerden oft der Fall sein, wo man es seines misslichen Dauerzustands einfach leid ist. Aber auch berufliche oder persönliche Lebensumstände können einen Menschen in solch eine Gemütslage versetzen, wie zum Beispiel ein nervenzehrender Nachbarschaftsstreit. Es fehlt auch jede Motivation, um sich zusammenzureißen und wieder aufzubauen, weil man keine Verbesserung seiner Situation mehr erwartet.

Man resigniert und ergibt sich seinem Schicksal. Dadurch verliert man immer mehr seine Lebensfreude und auch seine Lebenskraft und wird damit noch empfänglicher für negative Schwingungen. Auch Kleinigkeiten können einen dann extrem aufregen, man wird schnell wütend und verbittert.

Mithilfe der Wild-Rose-Essenz kann man neue Lebenskraft schöpfen und eine positive Motivation zum Leben entwickeln. Man beginnt, sich wieder an den kleinen Dingen des Alltags zu erfreuen. Die Bereitschaft sein Leben wieder in die eigene Hand zu nehmen wird gefördert. Man verspürt wieder Lebenslust und entwickelt Kampfgeist.

38. Willow - Gelbe Weide

Die Gelbe Weide ist ein Laubbaum und gehört zur Familie der Weidengewächse. Ihre Blätter sind länglich, schmal, gespitzt und haben einen glatten Blattrand. Im Frühling trägt die Weide hängende gelbe Kätzchenblüten.

Auch in der Pflanzenheilkunde ist die Gelbe Weide relativ bekannt.

Die Bachblüte Willow wird auch als Schicksalsblüte bezeichnet und eignet sich für Menschen, die einen Groll gegen das Schicksal und die ganze Welt hegen. Man fühlt sich vom Schicksal ungerecht behandelt und verschließt sich völlig in seiner Opferrolle. Dabei neigt man auch zu Missgunst gegenüber seinen Mitmenschen, weil man glaubt, anderen gehe es ungerechterweise besser. Dies äußert sich dann beispielsweise in Ignoranz oder Herablassung. Dadurch wird man immer mehr verbittert und versinkt völlig in Selbstmitleid. Man wird ständig von der Frage begleitet, womit man das verdient haben mag und hat das Gefühl, von Unglück verfolgt zu werden. Man ist so sehr auf sein vermeintliches Leid fixiert, dass man alles nur noch in grauen Tönen sieht und nichts Gutes im Leben erkennt. Man ist dauernd gereizt. Alles geht einem auf die Nerven. Seinem Frust macht man Luft, indem man sich ständig beklagt und über alles meckert.

Durch die Willow-Essenz lernt man die Verantwortung für sein eigenes Schicksal zu übernehmen, statt die Schuld woanders zu suchen. Man entwickelt eine positivere Grundhaltung und lernt, schwierige Lebenssituationen souverän zu meistern. Man lernt, sein Schicksal zu akzeptieren und erkennt, dass persönliches Glück nicht von den äußeren Umständen abhängt, sondern von der eigenen Einstellung und was man daraus macht. Groll wandelt sich langsam in Dankbarkeit um. Dadurch entwickelt man wieder neue Hoffnung und kann optimistisch in die Zukunft blicken.

5. Sondermischung Notfalltropfen

Die Bachblüten Notfallmischung ist die bekannteste Form der Blütenessenzen und wird auch am häufigsten angewendet. Die sogenannten Rescue Notfalltropfen, auch Rescue Remedy genannt, sind eine Kombination aus fünf verschiedenen, speziell zusammengesetzten Bachblüten, die in besonderen Stresssituationen, also seelischen Notfällen zur inneren Ruhe und Entspannung verhelfen. Dadurch kann man auch in einem emotionalen Ausnahmezustand einen klaren Kopf bewahren, seine Gefühlslage besser kontrollieren und die seelische Herausforderung dadurch meistern.

Die Notfalltropfen setzen sich aus den folgenden Essenzen zusammen:

- Star of Bethlehem (Bachblüte Nummer 29), Rock Rose (Bachblüte Nummer 26), Impatiens (Bachblüte Nummer 18), Cherry Plum (Bachblüte Nummer 6), Clematis (Bachblüte Nummer 9)

Star of Bethlehem spendet Trost in Schocksituationen und hilft, diese besser zu verarbeiten.

Rock Rose hilft bei Panikattacken und Angstzuständen und verhilft in Krisensituationen die Nerven zu behalten, und zu allgemeiner Gelassenheit.

Impatiens fördert mehr Geduld und Gelassenheit.

Cherry Plum löst Wutverkrampfungen und verhilft zur inneren Entspannung.

Clematis sorgt für einen klaren Kopf und einen wachen Geisteszustand.

Die Notfalltropfen eignen sich für alle Menschen und können auch bei Kindern und Tieren eingesetzt werden. Wenn die Emotionen kochen, das seelische Gleichgewicht aufgrund eines bestimmten Ereignisses gestört ist und man eine innerliche Verspannung verspürt oder kurz vor einem Nervenzusammenbruch steht, können die Notfalltropfen helfen, wieder zu sich zu kommen, und den emotionalen Zustand wieder zu stabilisieren.

Die Einsatzmöglichkeiten der Notfalltropfen erstrecken sich dabei auf Notsituationen aller Art, wie beispielsweise nach Erhalt von schlechten Nachrichten, vor bevorstehenden stressigen Situationen oder bei psychisch belastenden Ereignissen.

Die Notfallmischung kann jedoch keine medizinische Notversorgung ersetzen, falls diese nötig ist. Sie wirkt unterstützend bei einer möglicherweise notwendigen psychotherapeutischen oder eventuell sogar körperlichen Behandlung.

Die Rescue Notfalltropfen werden bei Bedarf entweder direkt auf die Zunge aufgetragen, wobei vier Tropfen von der Mischung aus dem Fläschchen auf die Zunge getropft werden. Diese Einnahmemöglichkeit empfiehlt sich, wenn schnelle Hilfe erforderlich ist. Bei einer seelischen Notlage, die eine längere Einnahmedauer erfordert, werden vier Tropfen vom Konzentrat in einem Glas mit stillem Mineralwasser verdünnt und in kleinen Schlucken über den Tag verteilt getrunken.

Bachblüten Notfallcreme

In den 60er Jahren wurden die Bachblüten Notfalltropfen um eine weitere Essenz - Crab Apple, (Bachblüte Nummer 10), die sogenannte Reinigungsblüte, erweitert und zu einer Notfallcreme verarbeitet. Diese Creme wird auf die Haut aufgetragen, um damit auch auf körperlicher Ebene auf das seelische Wohlbefinden einzuwirken. Die Rescue creme kommt als rein kosmetisches Pflegemittel zum Einsatz und wird beispielsweise bei Hautproblemen, wie trockener Haut, Hautausschlag oder Pickeln angewendet.

Heutzutage gibt es neben den Rescue Tropfen und der Rescue Creme die Notfallmischung auch in Form von Spray, Pearls, Gel. Speziell für die Nacht gibt es Rescue Night, als Pastillen und sogar Kaugummi.

6. Die richtigen Bachblüten für bestimmte Symptome

Die einzelnen Bachblüten wurden von Dr. Edward Bach in sieben emotionale Gruppen eingeteilt, welche sich bestimmten Gemütszuständen zuordnen lassen. Das soll einer besseren Orientierung dienen und die Suche nach der richtigen Bachblüte wird dadurch wesentlich erleichtert. Da die einzelnen Gruppen jedoch zu verallgemeinernd sind, empfiehlt es sich, bei den zugeordneten Bachblüten genauer nachzuschauen, ob sie auch wirklich zur aktuellen emotionalen Lage passen. Einige Blütenessenzen sind sich relativ ähnlich und unterscheiden sich aber doch in ganz entscheidenden Punkten. Daher lohnt es sich, sie näher unter die Lupe zu nehmen. Bei manchen Blüten ist es außerdem auf den ersten Blick gar nicht ersichtlich, warum sie sich ausgerechnet in der einen oder anderen Gruppe befinden.

Die Gruppenbezeichnungen sind daher lediglich als Oberbegriffe zu verstehen, die einen ersten Überblick über das gesamte Bachblüten-Sortiment verschaffen sollen. Im Zweifelsfall sollte man am besten einen erfahrenen Bachblüten-Experten konsultieren. Zwar weisen die Essenzen keine unerwünschten Nebenwirkungen auf, jedoch kann bei einer falsch gewählten Blüte auch der erhoffte Erfolg ausbleiben. In jedem Fall sollte man sich vorher genauer mit seinem emotionalen Gemütszustand auseinandersetzen und sich seiner seelischen Disharmonie bewusst werden, um diese zu verbessern.

Einteilung in emotionale Bachblüten-Gruppen

1. Niedergeschlagenheit, Mutlosigkeit, Verzweiflung:

- Crab Apple (Nummer 10) - Gefühl von Unreinheit, Ekel

- Elm (Nummer 11) - depressive Stimmung aufgrund von zu viel Verantwortung

- Larch (Nummer 19) - mangelnde Selbstsicherheit, Minderwertigkeitskomplexe

- Oak (Nummer 22) - Überforderung

- Pine (Nummer 24) - Selbstvorwürfe, Schuldgefühle

- Star of Bethlehem (Nummer 29) - Schockerlebnisse

- Sweet Chestnut (Nummer 30) - Verlust von Lebensmut, Schicksalsergebenheit

- Willow (Nummer 38) - Groll gegen das Schicksal

2. Angst:

- Aspen (Nummer 2) - unerklärliche Angst

- Cherry Plum (Nummer 6) - Angst vor unkontrollierten Wutausbrüchen

- Mimulus (Nummer 20) - Angst, deren Ursache bekannt ist

- Red Chestnut (Nummer 25) - Angst oder Sorgen um Andere

- Rock Rose (Nummer 26) - Panik und Schrecken

3. Fehlendes Interesse an der Gegenwart:

- Chestnut Bud (Nummer 7) – Unfähigkeit, aus seinen Fehlern zu lernen

- Clematis (Nummer 9) - fehlendes Interesse an der Gegenwart

- Honeysuckle (Nummer 16) - Leben in der Vergangenheit

- Mustard (Nummer 21) - tiefe Verzweiflung ohne erkennbaren Grund

- Olive (Nummer 23) - Antriebslosigkeit
- White Chestnut (Nummer 35) - kreisende Gedanken
- Wild Rose (Nummer 37) - Apathie, Schicksalsergebenheit

4. Einsamkeit:

- Heather (Nummer 14) - Egoismus, Selbstbezogenheit
- Impatiens (Nummer 18) - Ungeduld
- Water Violet (Nummer 34) - Verschlossenheit, Unnahbarkeit

5. Übertriebene Sorge um Andere:

- Beech (Nummer 3) - Intoleranz
- Chicory (Nummer 8) - Egoismus
- Rock Water (Nummer 27) - übertriebene Selbstdisziplin
- Vervain (Nummer 31) - übertriebene Begeisterungsfähigkeit
- Vine (Nummer 32) - Dominanz

6. Überempfindlichkeit:

- Agrimony (Nummer 1) - versteckte Gefühle
- Centaury (Nummer 4) - Unterwürfigkeit
- Holly (Nummer 15) - emotionale Instabilität, fehlendes Vertrauen
- Walnut (Nummer 33) - Angst vor Veränderung, Anpassungsschwierigkeiten

7. Unsicherheit:

- Cerato (Nummer 5) - Selbstzweifel, Unsicherheit

- Gentian (Nummer 12) - Verzweiflung

- Gorse (Nummer 13) - Hilflosigkeit und Verzweiflung

- Hornbeam (Nummer 17) - Lustlosigkeit, Müdigkeit

- Scleranthus (Nummer 28) - Unsicherheit und Selbstzweifel

- Wild Oat (Nummer 36) - Planlosigkeit, fehlende Berufung

7. Bachblüten bei Kindern

Bachblüten eignen sich gleichermaßen für alle Menschen, unabhängig vom Alter. So können die Essenzen auch erfolgreich bei kleinen und großen Kindern, Jugendlichen und sogar Säuglingen angewendet werden. Da sie in ihren Denkweisen noch nicht so festgefahren sind, wie Erwachsene, springen sie sogar noch erfolgreicher auf die Therapie an und können so in ihrer seelischen Entwicklung unterstützt werden. Die Beschreibungen der Gemütslagen, die mit jeder Blüte in Verbindung stehen, lassen sich auch auf die emotionale Verfassung der Kinder übertragen.

Die Auswahl der notwendigen Bachblüten für Kinder erfolgt genauso wie bei Erwachsenen. Die Kleinen können zwar ihre eigenen Gemütszustände noch nicht selbst klassifizieren, aber sie können Erwachsenen bei der richtigen Auswahl durchaus behilflich sein. Die Tropfen selbst werden auch genauso dosiert und eingenommen, wie bei den Großen.

8. Bachblüten bei Tieren

Die Bachblütentherapie kommt nicht nur bei Menschen erfolgreich zum Einsatz. Auch Tiere, wie Katzen, Hunde oder Pferde können damit behandelt werden. Bachblüten eignen sich für alle Tiere, die emotionale Störungen aufweisen. Es ist kein Geheimnis, dass auch Tiere unter psychischen Problemen leiden können. Aufgrund bestimmter äußerer Einflüsse oder früher Erfahrungen können sie bedrückt, gestresst und auch aggressiv sein. Viele Hauskatzen leiden beispielsweise an Einsamkeit, weil sie den ganzen Tag allein in der Wohnung verbringen, während ihre Herrchen bei der Arbeit sind.

Dies kann sich dann in verschiedenen unerwünschten Verhaltensweisen zeigen, wie zum Beispiel dem Markieren. Auch Aggressivität lässt sich bei Tieren auf vielerlei Stress oder Angst zurückführen. Mithilfe der Bachblüten kann man ihre mentale Gesundheit unterstützen und ihre emotionale Ausgeglichenheit fördern. In der Regel sind bereits nach wenigen Tagen Veränderungen spürbar. Die Anwendung der Bachblüten ist auch bei Tieren völlig frei von Nebenwirkungen und kann daher unbedenklich zum Einsatz kommen. Jedoch gilt auch hier, wie bei Menschen, dass Bachblüten nicht als Arzneien zu verstehen sind, und keine tierärztliche Behandlung ersetzen können.

Oftmals können auffällige Verhaltensweisen des Tieres auch auf eine Krankheit zurückzuführen sein, was unbedingt abgeklärt werden muss. Die Auswahl der Essenzen gestaltet sich bei Tieren etwas schwieriger, da man nur davon ausgehen kann, was für ein Verhalten man beim Tier beobachtet. In diesem Fall kann vielleicht die Klassifizierung der Blüten in die sieben emotionalen Gruppen eine Orientierung geben. Letztendlich muss man sich auf seine Intuition und seine Beobachtung verlassen.

Wichtig ist auch, dass man überlegt, ob das Problem nicht in einem selbst verankert ist und man sein eigenes Verhalten dem Tier gegenüber überdenken sollte. Die Verabreichung der Bachblüten kann entweder, so wie bei Menschen, direkt auf die Zunge erfolgen oder, wenn es nicht möglich ist, kann die Essenz auch ins Trinkwasser oder auf das Tierfutter getropft werden.

Normale Bachblüten-Konzentrate enthalten Alkohol, daher gibt es für Tiere die speziell entwickelten Bachblüten-Pets-Tropfen, welche alkoholfrei sind. Eine genauere Dosierung hängt jedoch von der Tierart sowie von der Situation ab und sollte deshalb mit einem Bachblüten-Experten abgesprochen werden.

9. Wie werden Bachblüten eingenommen?

Bachblütenessenzen sind in Apotheken erhältlich, wo sie entweder einzeln oder als Set oder Mischung in Fläschchen verkauft werden. Die Essenz wird als Tropfen verabreicht.

Es wird empfohlen, bis maximal sechs oder sieben (zehn?) Bachblütenessenzen auf einmal zu verwenden. Üblicherweise werden die Essenzen als Mischung eingenommen. Voraussetzung für die richtige Auswahl von Blütenessenzen ist, dass man sich selbst im Klaren sein muss, an welchem Problem man leidet. Die Bachblütentropfen sollten über etwa drei Wochen regelmäßig eingenommen werden. Die Notfalltropfen etwa ein bis vier Tage.

So werden Bachblüten zusammengemischt. Zunächst muss man die richtigen Essenzen für sich aussuchen. Danach gibt man jeweils zwei Tropfen von jeder Essenz, die man einnehmen möchte, in ein Glas und verdünnt mit stillem Mineralwasser. Die Zusammenmischung sollte dann über den Tag verteilt in kleinen Schlucken getrunken werden. Eine andere Möglichkeit, wie die Bachblütenessenzen zubereitet werden können, ist, die Zusammenmischung in einem Fläschchen mit Pipette. Dazu mischt man 30 ml stilles Mineralwasser mit jeweils vier Tropfen von jeder Essenz, die man anwenden möchte.

Diese Methode eignet sich vor allem dann besser, wenn man die Bachblütentherapie über einen längeren Zeitraum anwenden möchte. Zu einer besseren Haltbarkeit kann man das Gemisch zusätzlich mit etwas Alkohol, zum Beispiel Weinbrand oder Cognac vermischen. Daraus kann man dann vier Tropfen mit der Pipette direkt auf die Zunge geben. Die Einnahme kann im Laufe des Tages mehrmals wiederholt werden. Um eine bessere Wirkung zu erzielen, sollten die Tropfen eine Weile auf der Zunge behalten werden, bevor sie runtergeschluckt werden.

Schlusswort:

Wie man sieht, kann die Bachblütentherapie alle emotional beding-
ten Gemütsstörungen abdecken und deren Heilung fördern. Ob es sich
dabei um einen Placebo-Effekt handelt oder sich tatsächlich die Wirkung der Pflanzenstoffe positiv auf das Gemüt entfaltet, muss jeder für
sich herausfinden. Der Erfolg ist letztendlich das Einzige, was dabei
von Bedeutung ist. Da die Bachblütentherapie auf so sanfte Weise und
nebenwirkungsfrei die Seele unterstützt, ist sie auf jeden Fall einen
Versuch wert.

www.ingramcontent.com/pod-product-compliance
Lightning Source LLC
Chambersburg PA
CBHW071235220526
45468CB00002B/865